86歳の健康暮らし

だれにも
言っていない
ひみつの健康法

SETSUKO TAMURA
田村セツコ

興陽館

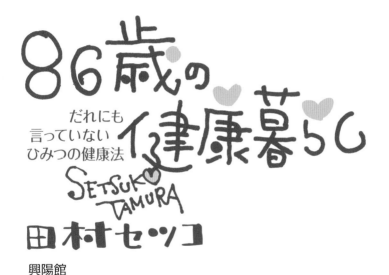

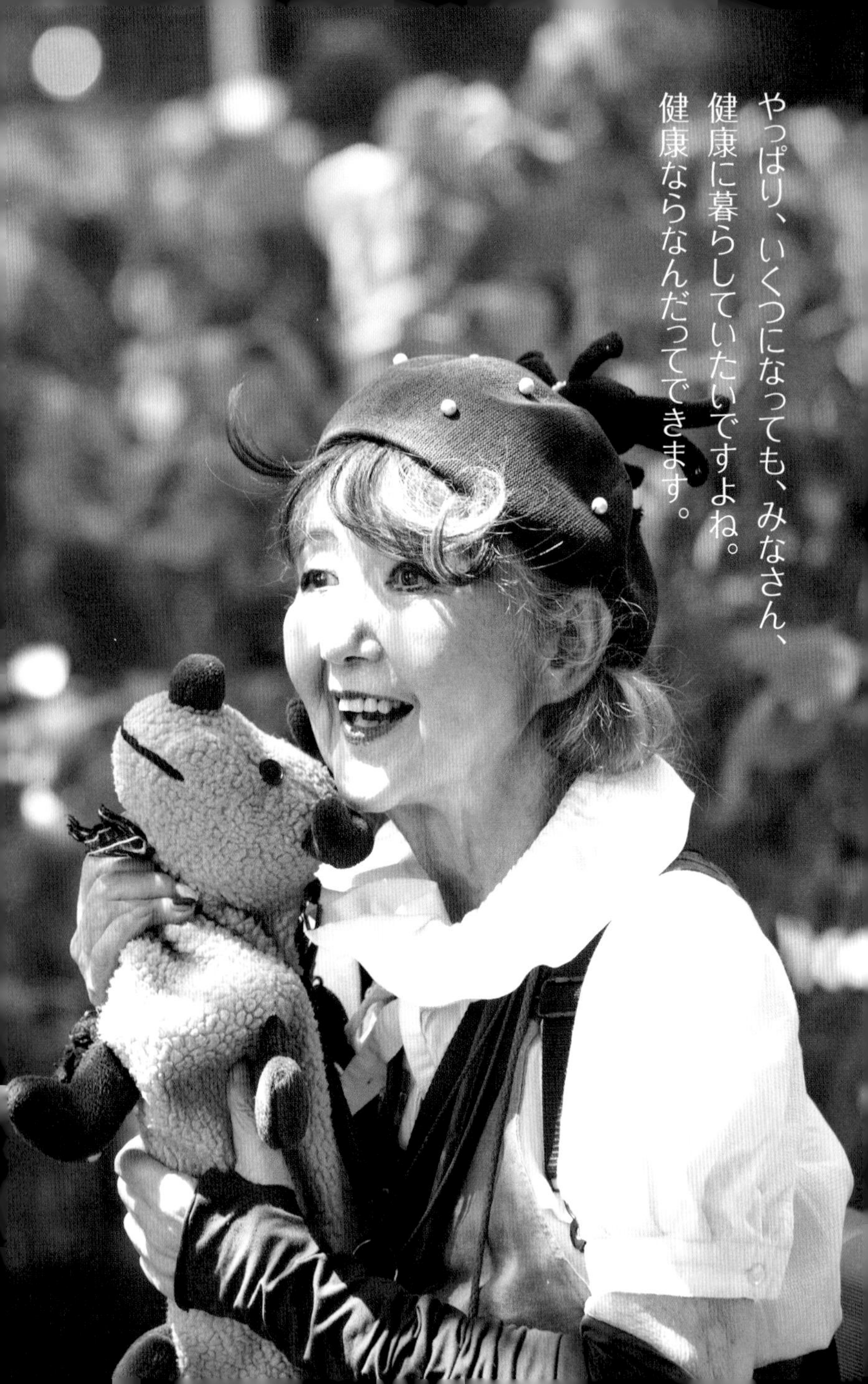
やっぱり、いくつになっても、みなさん、
健康に暮らしていたいですよね。
健康ならなんだってできます。

お金があっても偉くなっても体をこわしたり、
病気だったりしたらちょっとさみしいですよね。

健康が一番！
では健康に気をつけているのかと言われれば、
じつはそれほど気にしていないんですよね。
気にしないで暮らしています。
わたしにとってはごくあたり前の日常なのです。

自分の年齢もまったく気にしたことがありません。
じつはもうすぐわたしは86歳になります。
あらま、びっくり驚いています。

抱いているのは母の形見のぬいぐるみのピーターくん。
一緒に公園にきました。

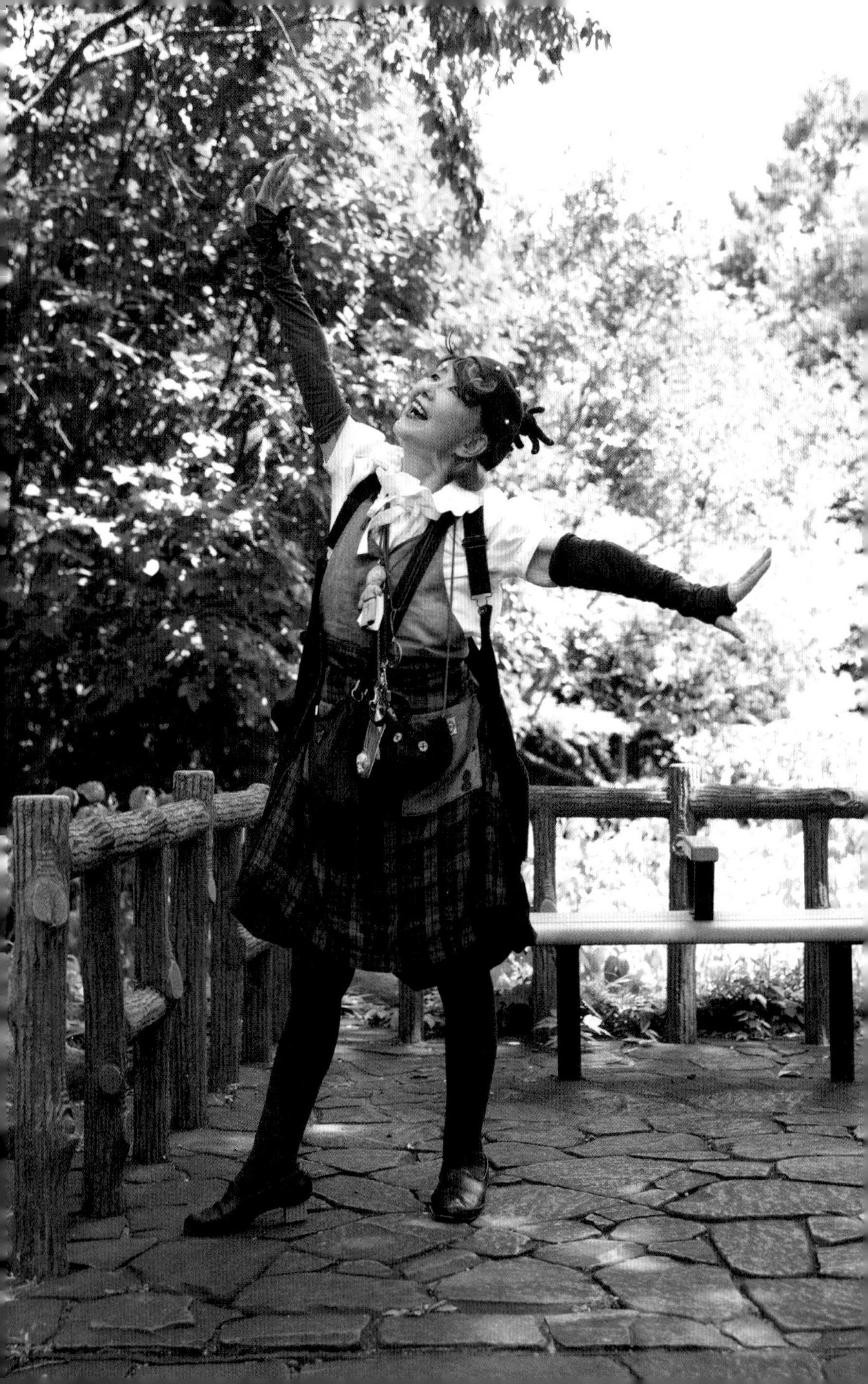

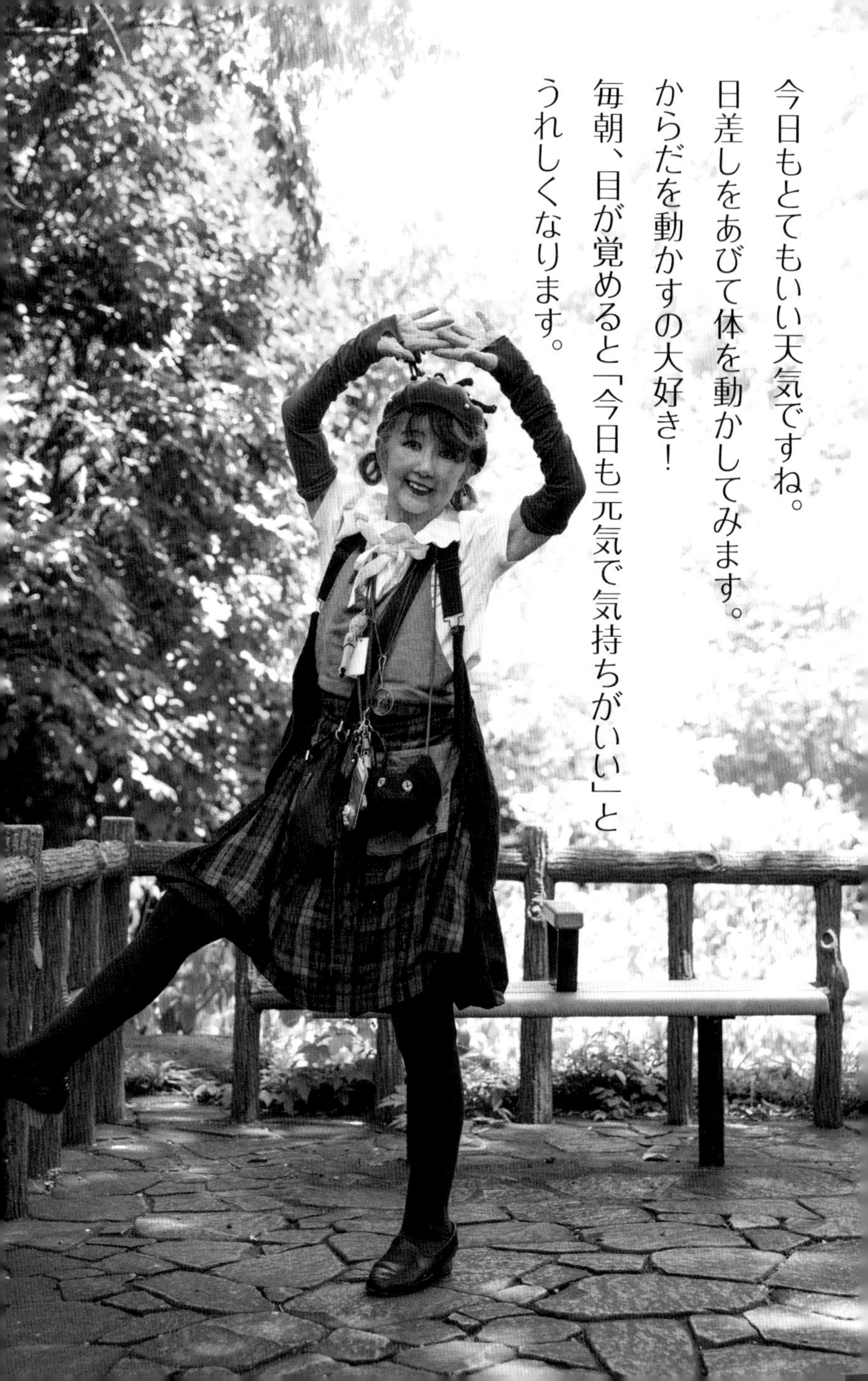

今日もとてもいい天気ですね。
日差しをあびて体を動かしてみます。
からだを動かすの大好き！
毎朝、目が覚めると「今日も元気で気持ちがいい」と
うれしくなります。

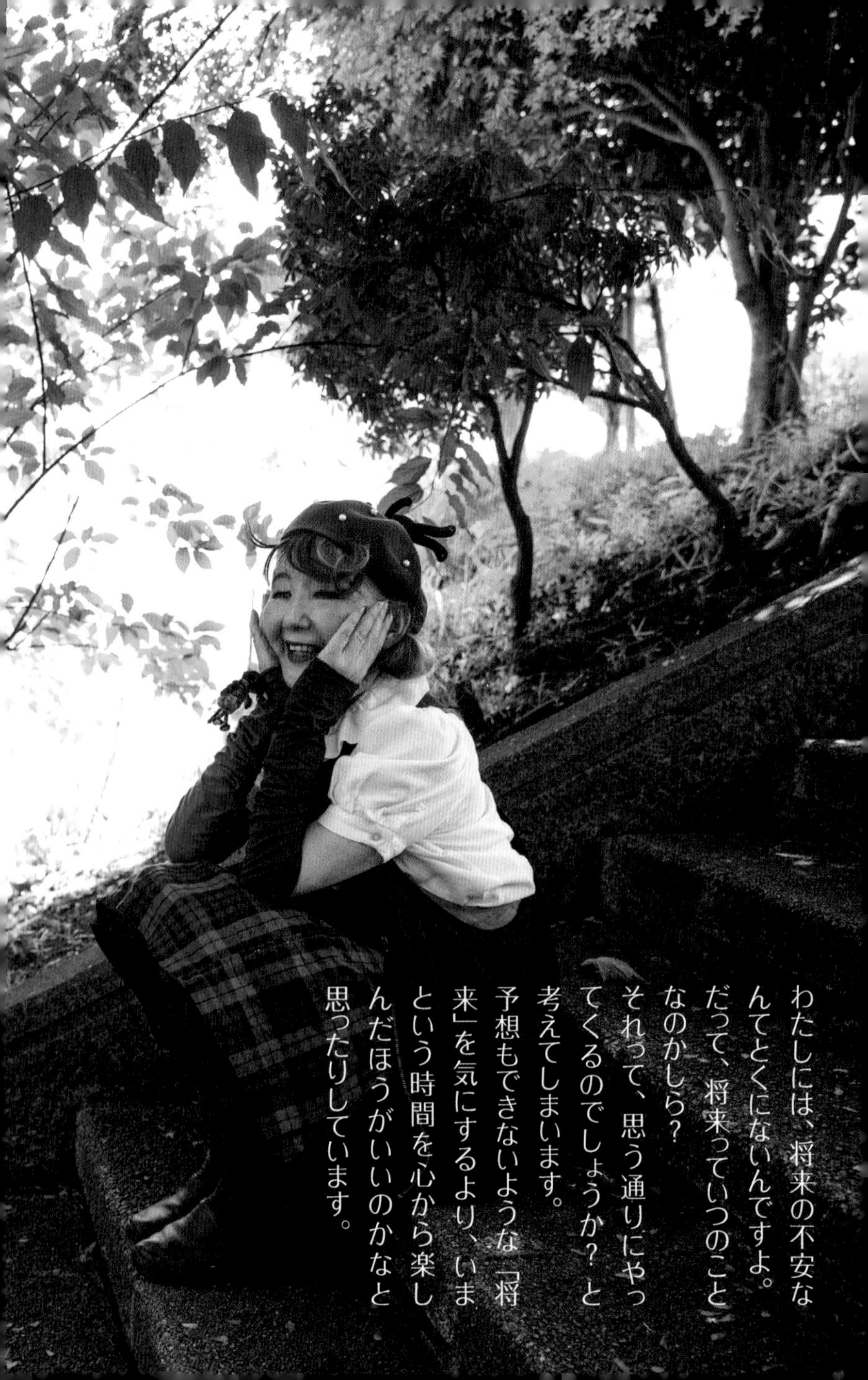

わたしには、将来の不安なんてとくにないんですよ。だって、将来っていつのことなのかしら？
それって、思う通りにやってくるのでしょうか？と考えてしまいます。
予想もできないような「将来」を気にするより、いまという時間を心から楽しんだほうがいいのかなと思ったりしています。

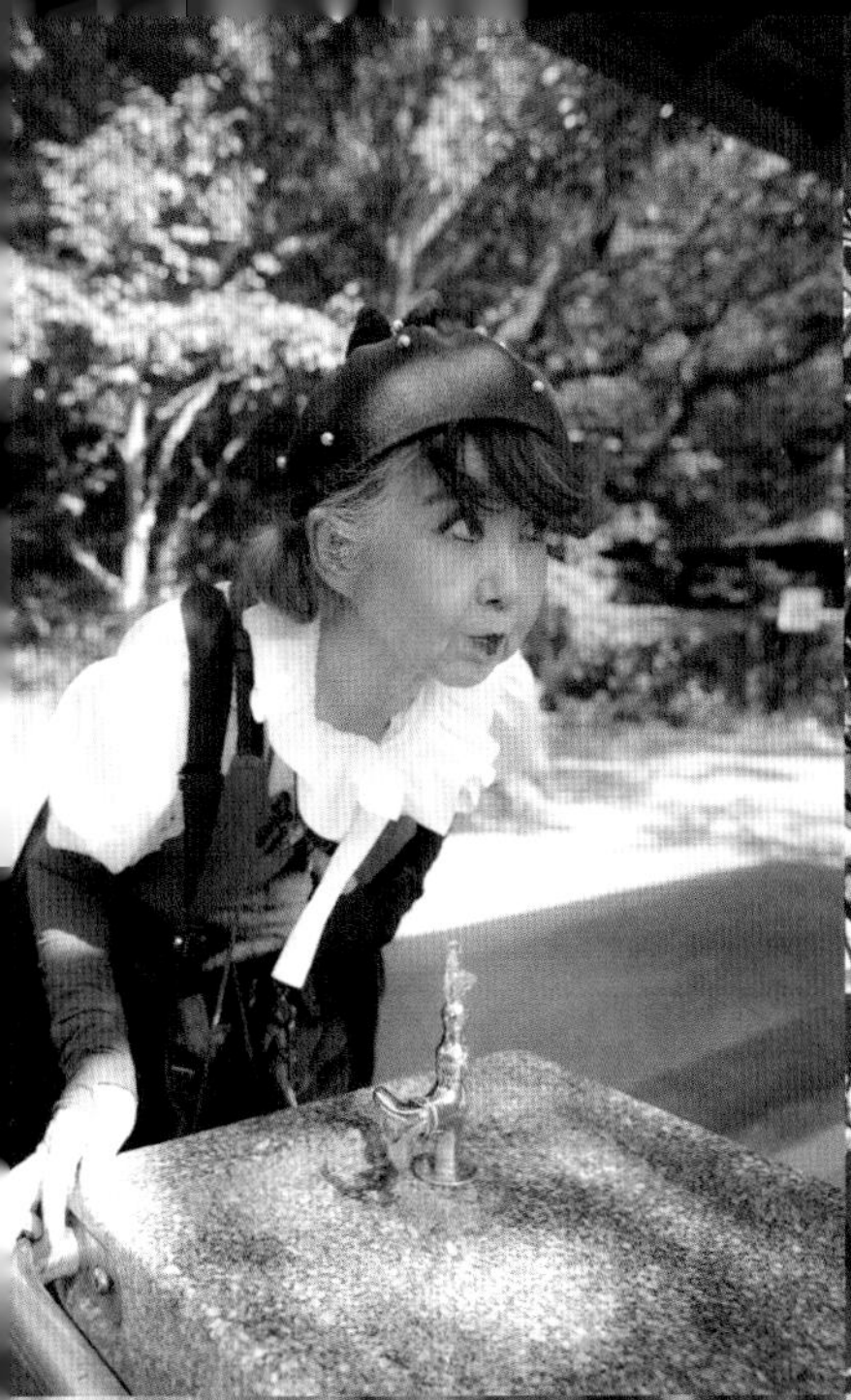

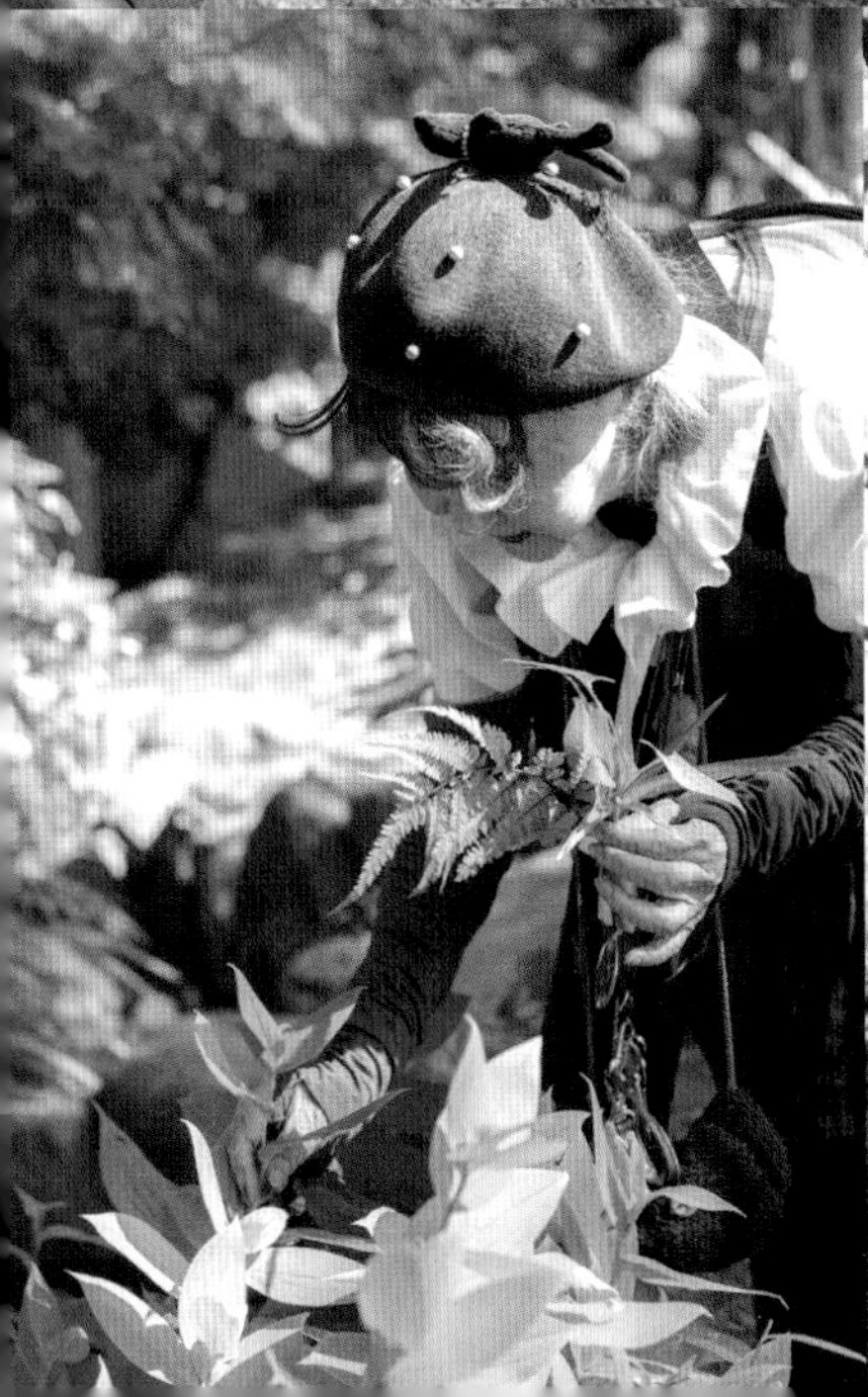

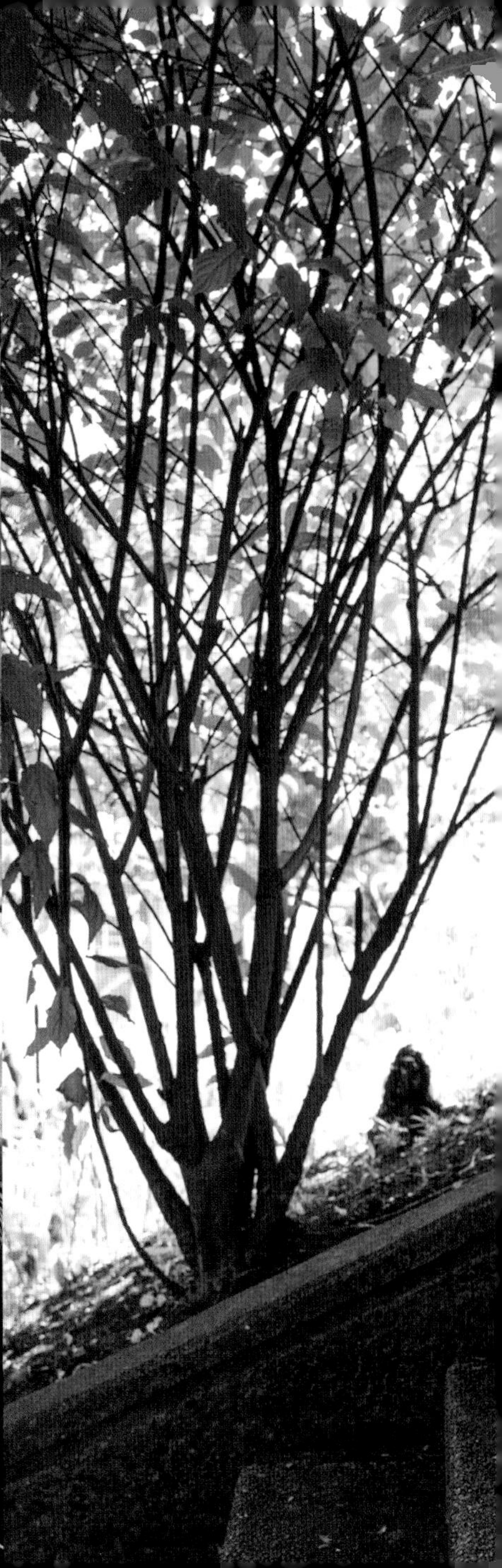

わたしは、玉ねぎが大好きなんです。

今日は近所のスーパーでバナナと玉ねぎを買いました。玉ねぎって万能薬ですよね。

焼いても、煮ても、炒めてもなにしたって美味しい。しかも体にもいいんですよね。玉ねぎは大事な健康グッズですね。

バナナも大好きなんですよ。バナナを食べると幸せな気持ちになります。バナナはそのままで美味しいケーキです。

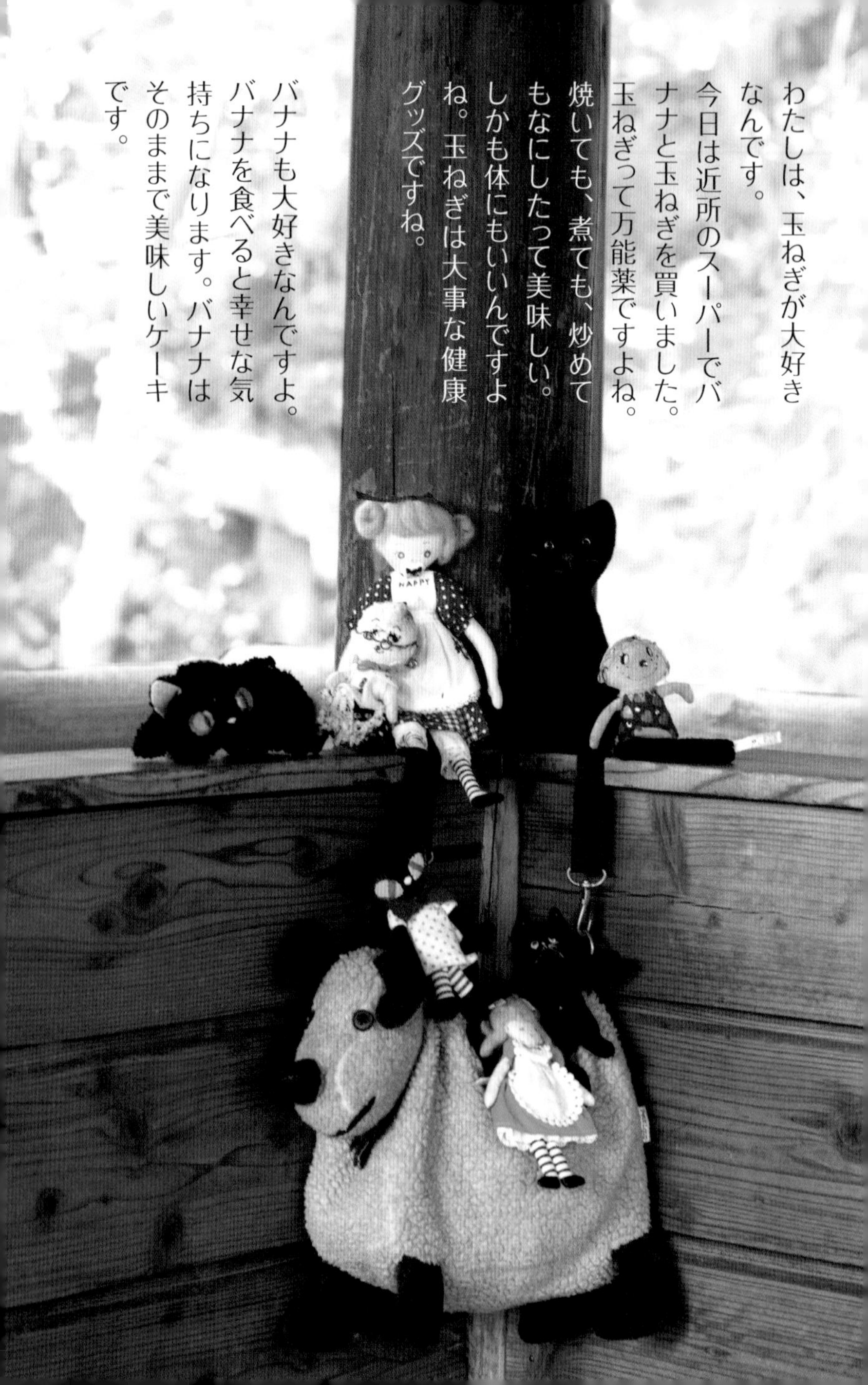

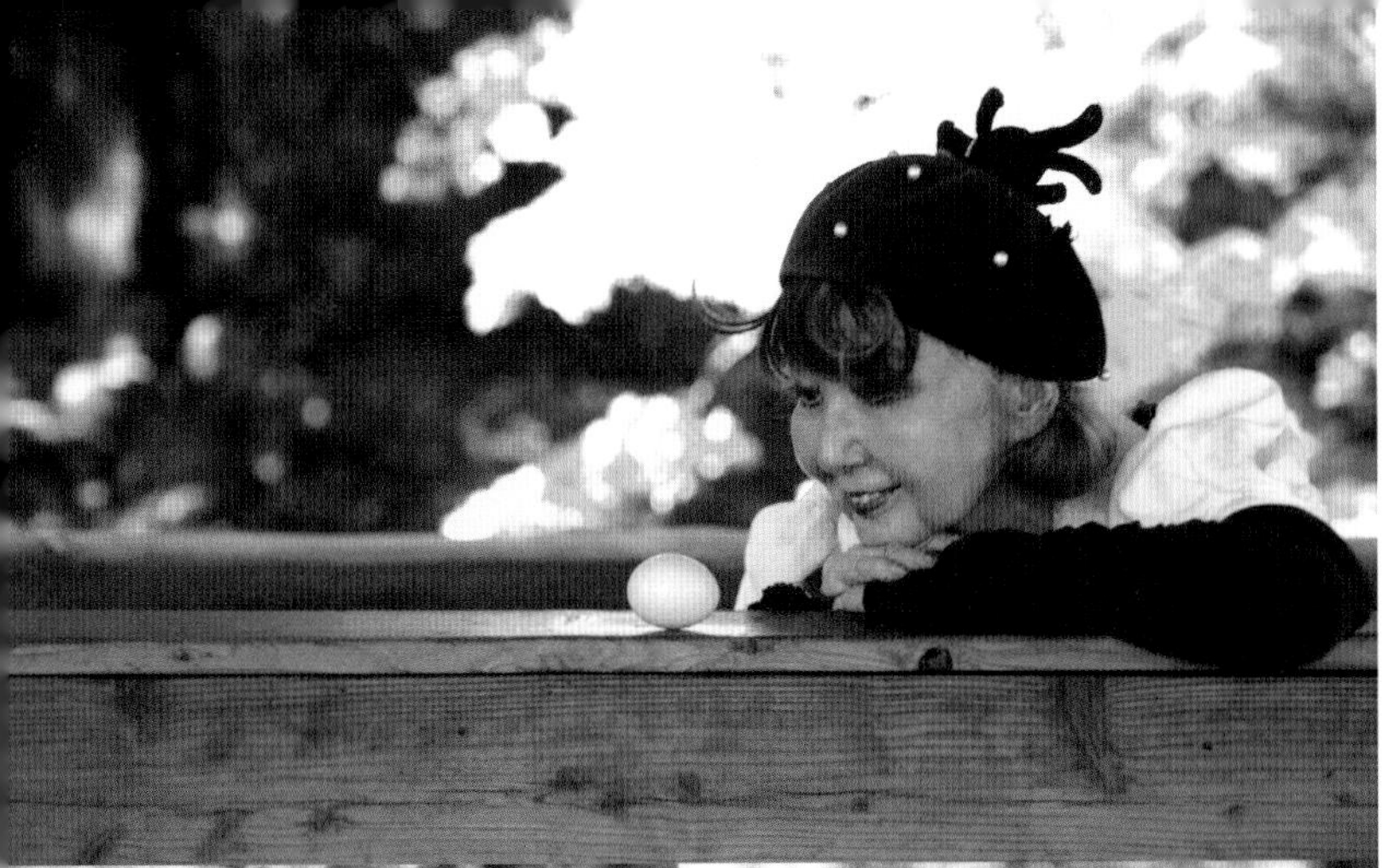
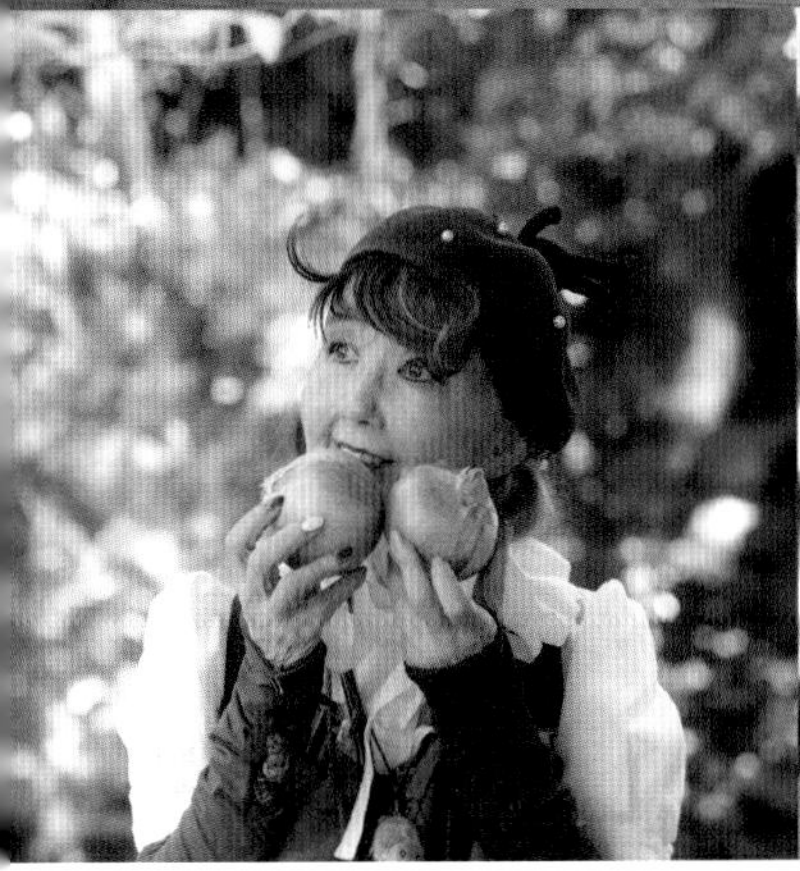
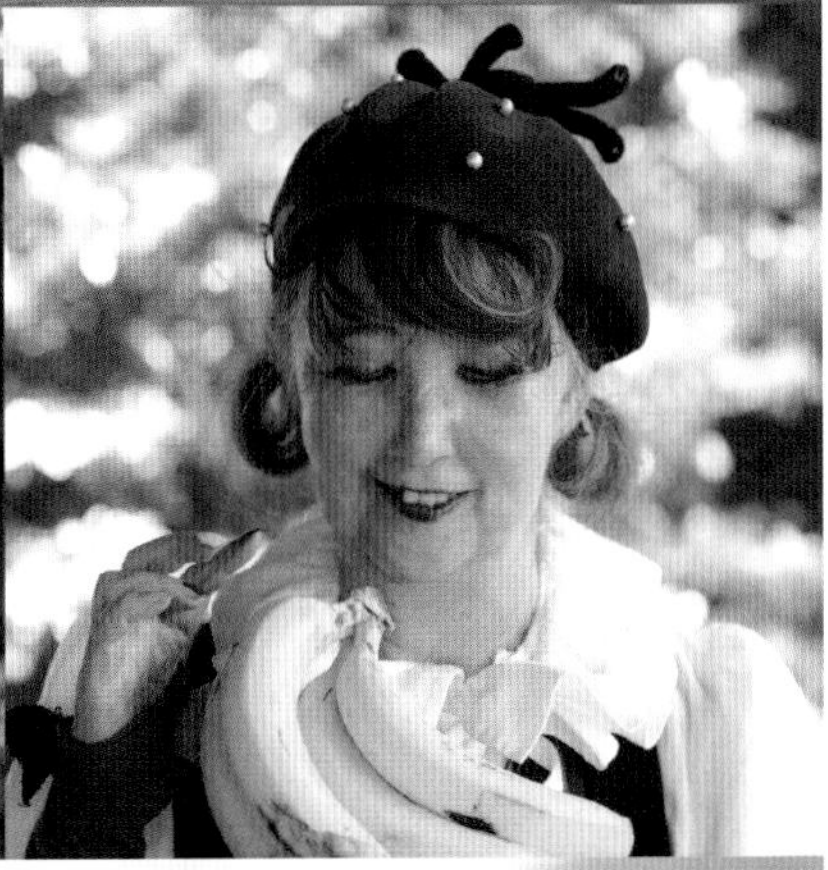
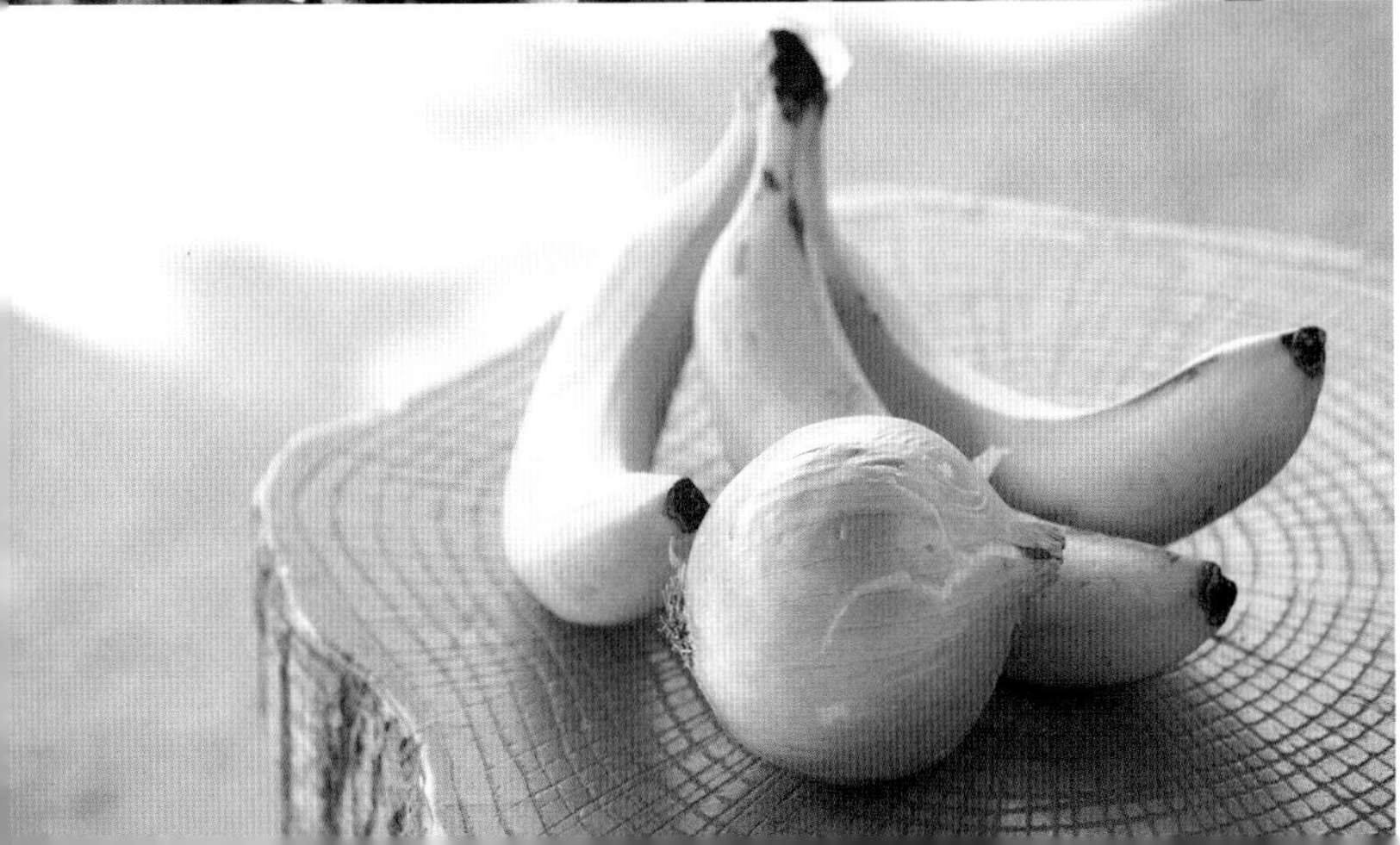

田村先生の健康法はなんでしょうか、ってよく聞かれます。

そうですね。

「気にしないこと」でしょうか。

健康法はつまみぐいで、いろんな健康法をちょっとずつ試しています。

老いも不測の事態も、やわらかく受けとめて、イキイキと生きていけたらいいなって思っているんです。

新聞を読んだり、メモをしたり、これもわたしの健康法です。

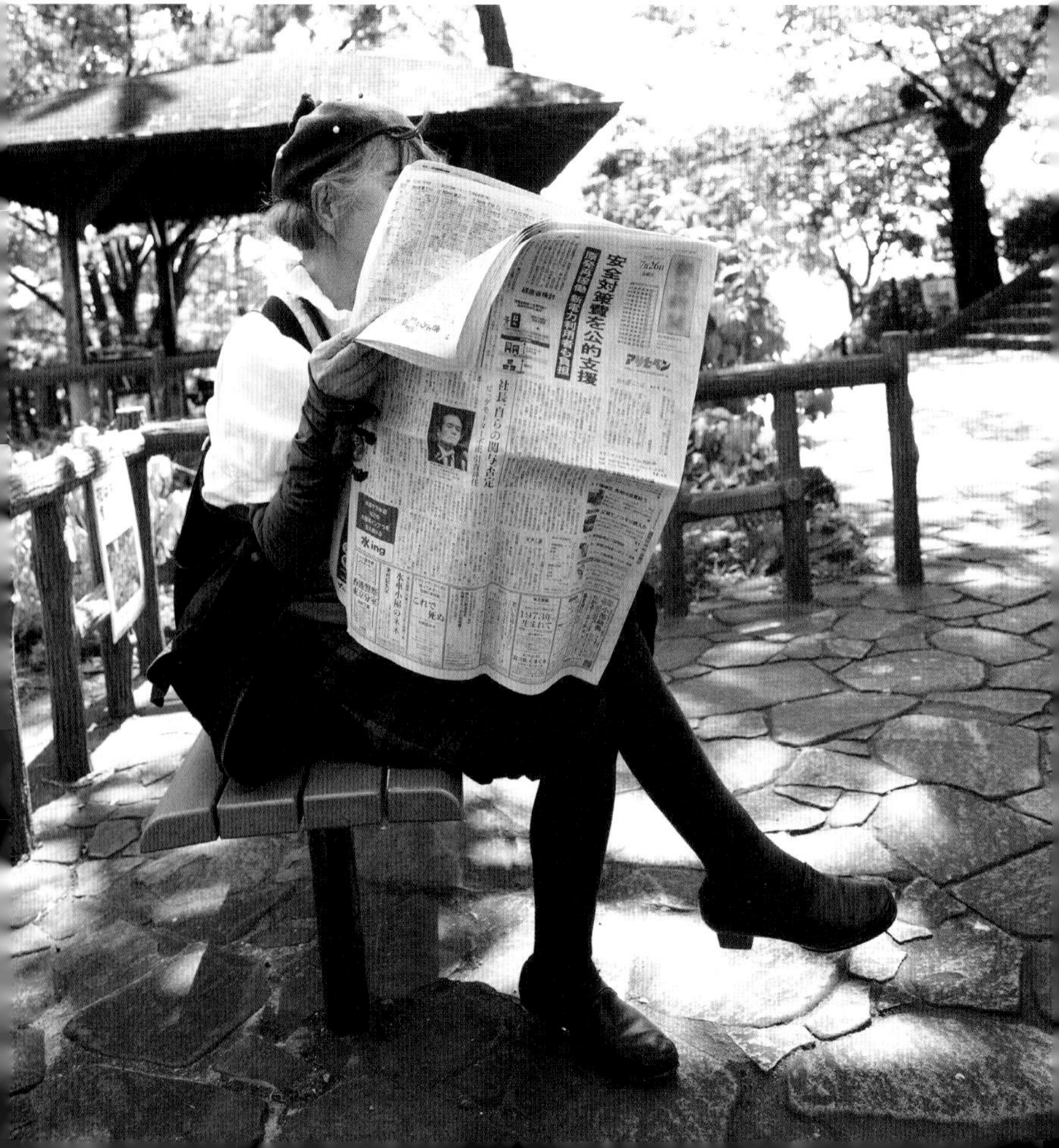

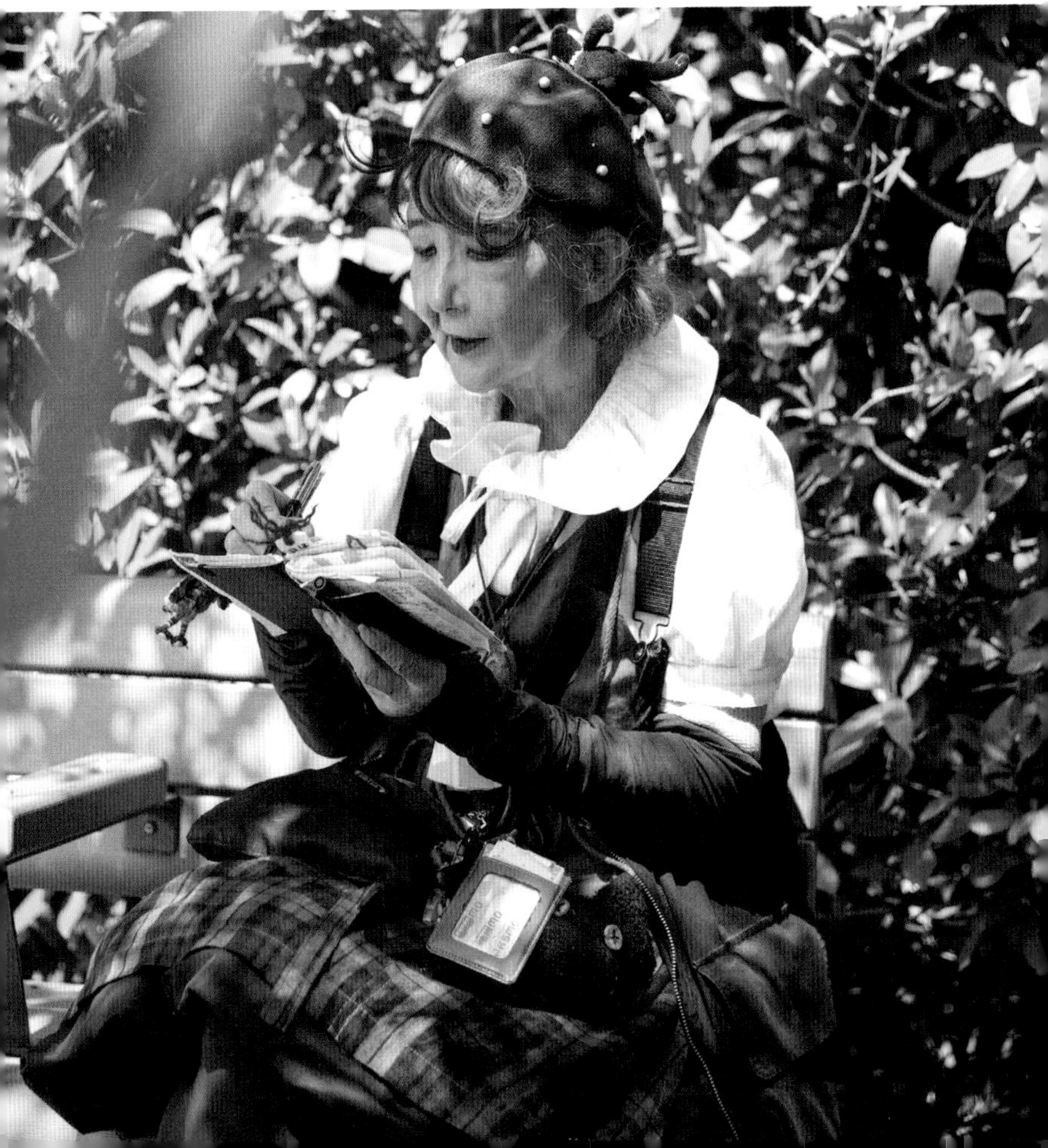

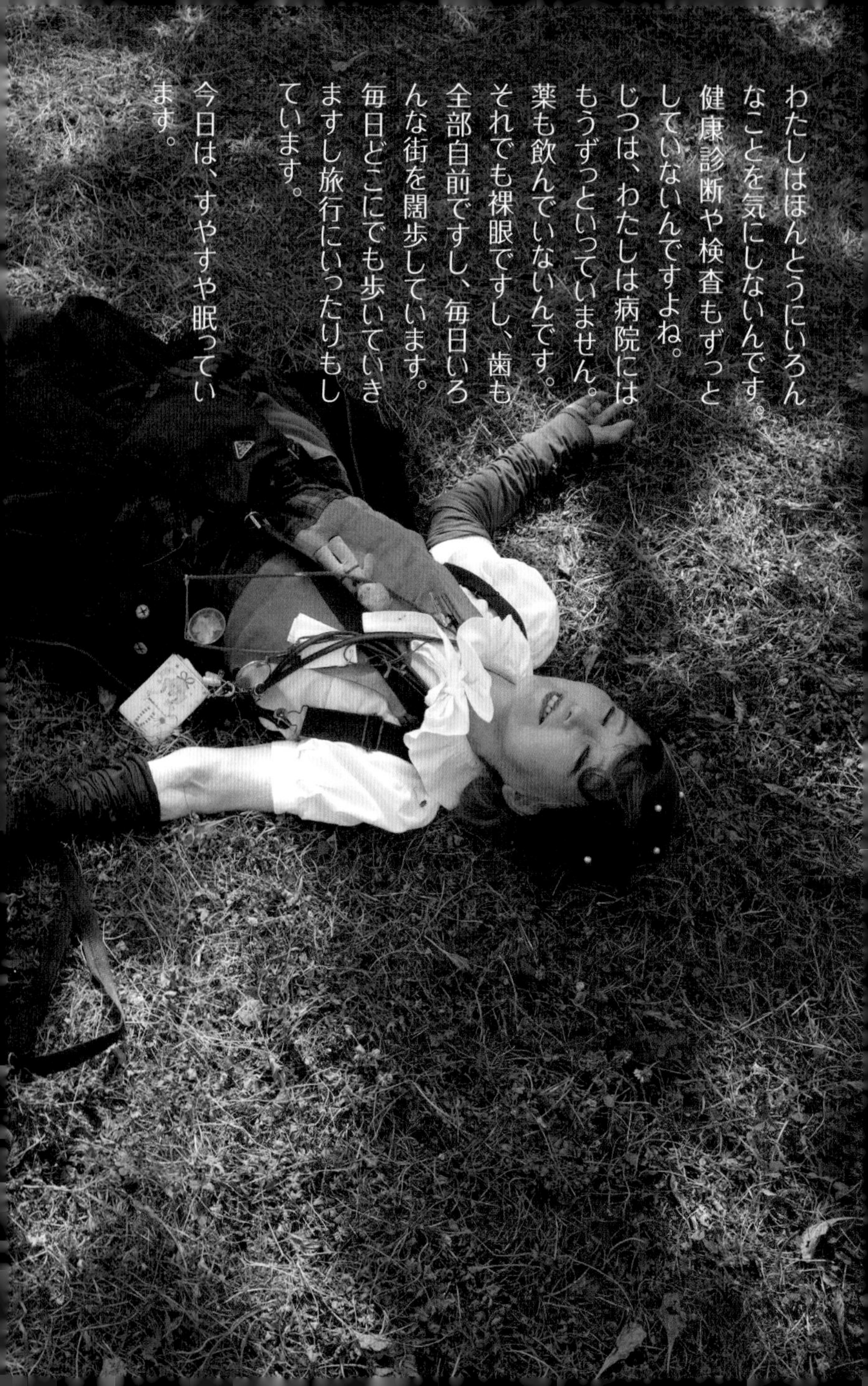

わたしはほんとうにいろんなことを気にしないんです。健康診断や検査もずっとしていないんですよね。じつは、わたしは病院にはもうずっといっていません。薬も飲んでいないんです。それでも裸眼ですし、歯も全部自前ですし、毎日いろんな街を闊歩しています。毎日どこにでも歩いていきますし旅行にいったりもしています。

今日は、すやすや眠っています。

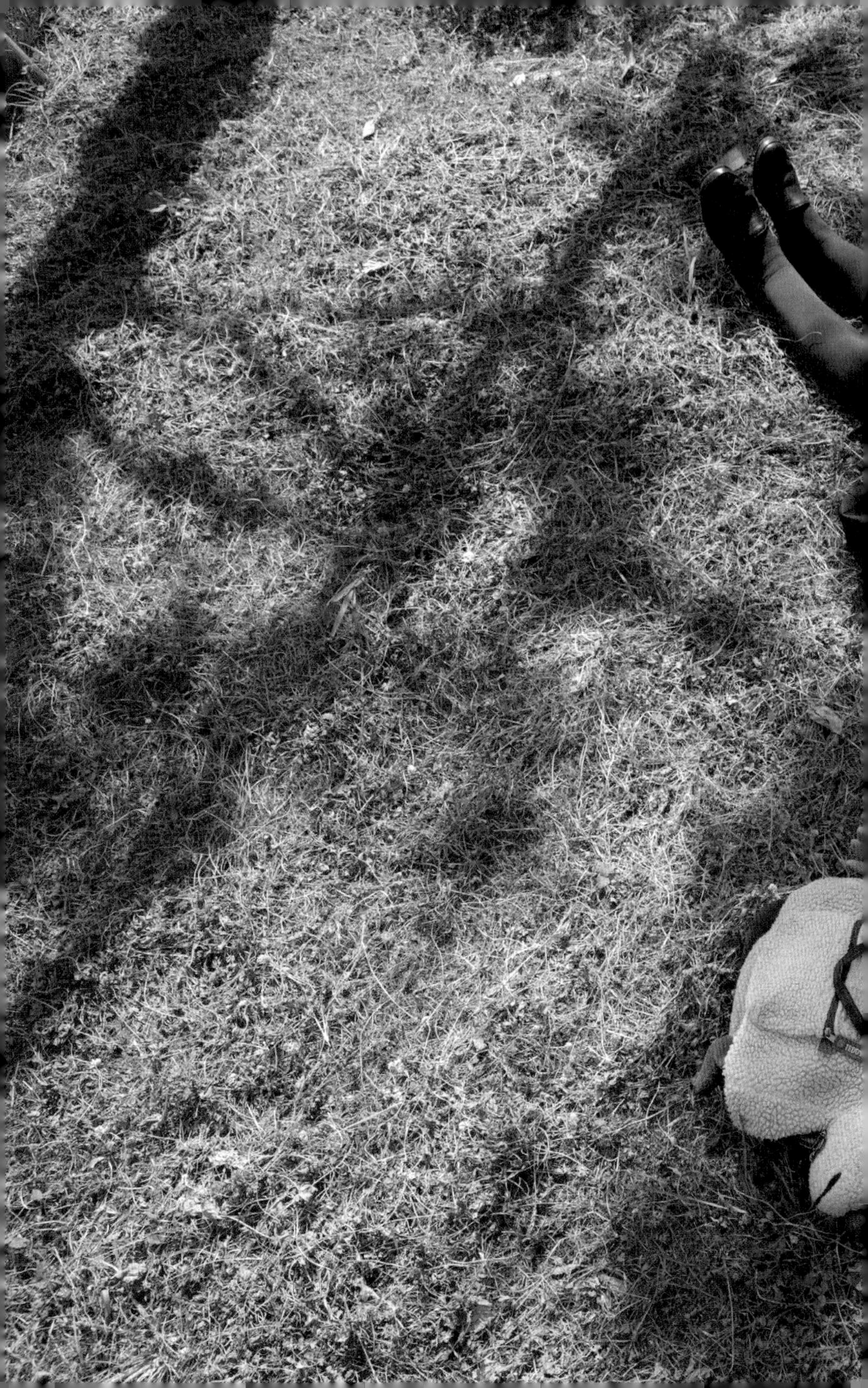

〈まえがき〉

こんにちは。
健康法ということで
お元気そうなひとをみつけて
インタビューしてみると、
みなさまじつに、ひとそれぞれ。

これが「身体に良い」と、
ご本人が実行すると、OKOKってかんじ。
私も、ひとに健康法は？ときかれると、
「えーと、そうですね。
あまり、病気のことを
心配しすぎないことでしょうか」と、
じつに、心もとないお返事をしてしまいます。

わたしがいつもやっている
ひみつの健康法。
じつはとても
体にいいんですって。
あら、うれしい。
そんなわたしの毎日の健康暮らしについて書いてみました。
読んでみてよかったらためしてみてくださいね。
健康に毎日の暮らしをたのしみましょう。

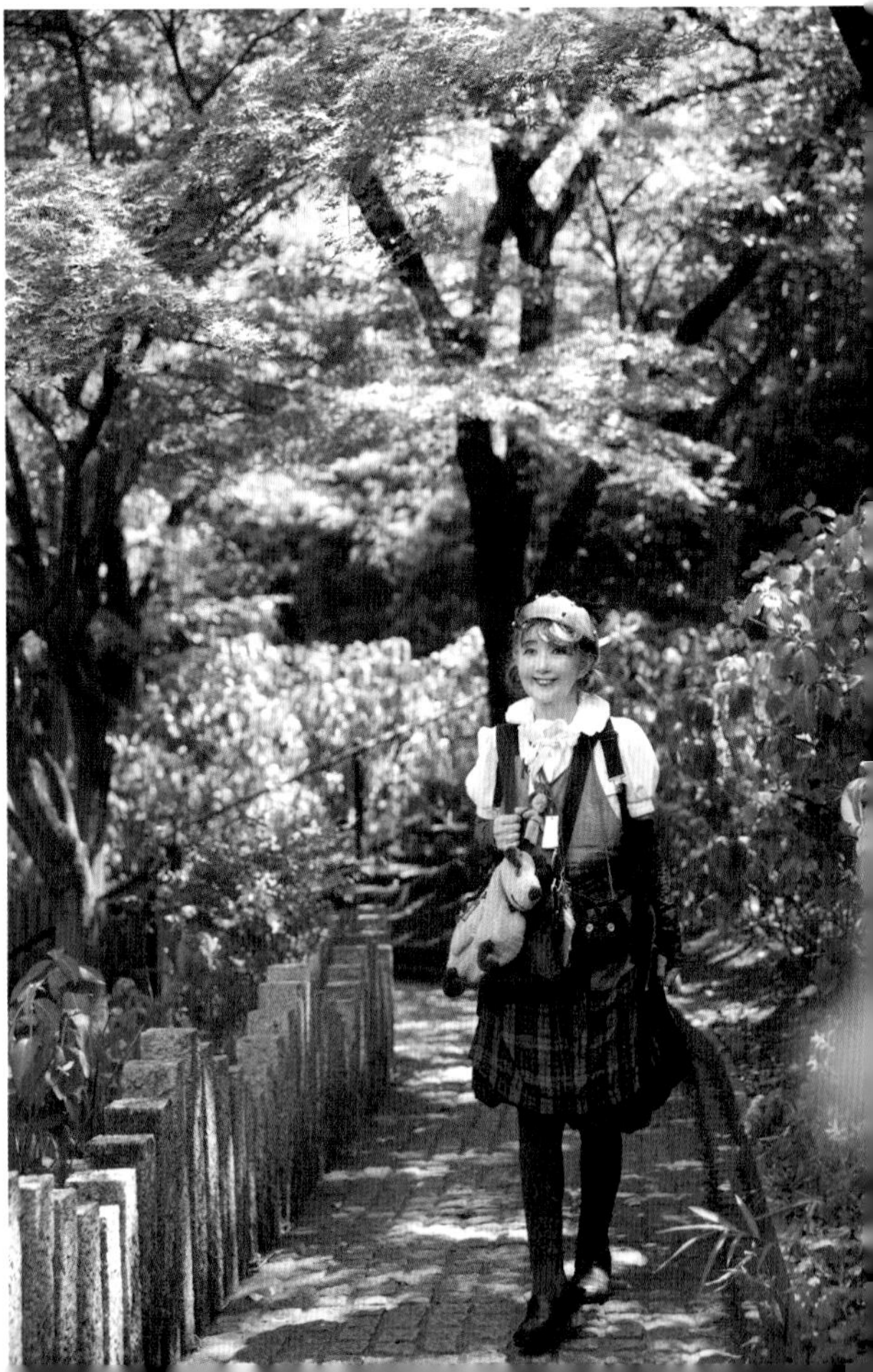

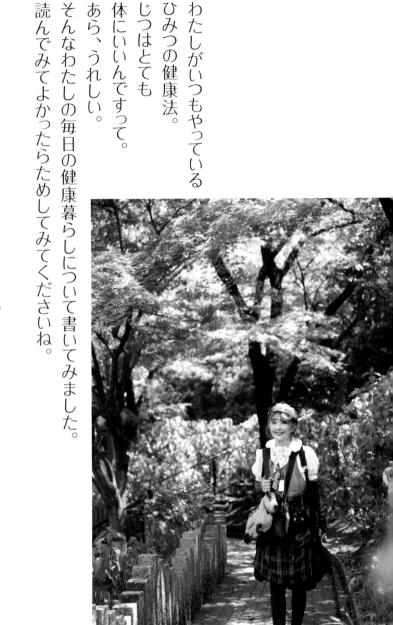

はじめに　気にしないから健康です

あなたはいまどんなふうに暮らしているでしょうか。

ひとり暮らし？

それともご家族とごいっしょ？

それぞれの方が自分らしく暮らしているかと思います。

いくつになっても毎日たのしく元気に健康に生活することが、できたらハッピーですよね。


こんにちは。田村セツコです。

いつのまにか、わたしも86歳になろうとしています。

これまでずっとひとり暮らしをしてイラストや絵を描いてきました。

これからもこうして暮らしていくのだと思います。

ひとり暮らしをしている方が気にされていることは「いつまで自分ひとりで暮らす」ことができるか、だと思います。

ひとりの暮らしを楽しむためには「健康で元気でいること」が大事ですよね。

いつでも家事も料理も洗濯もなんでも自分のことは自分自身でやる。

どこでも自分で歩いていける。

元気で健康でいつでもどこでも行けることって何にもかえがたいですよね。

ステキ。

わたしはおかげさまで毎日、どこまでも歩いて行きます。

今のところ池袋や新宿や渋谷や町田や原宿や東京じゅうの街のなかを自由に闊歩していますよ。

さきのことを心配しないし、前もってくよくよしないの。

わたしには、将来の不安なんてとくにないんですよ。

だって、将来っていつのことなのかしら？

それって、思う通りにやってくるのでしょうか？と考えてしまいます。

予想もできないような「将来」を気にするより、今という時間を心から楽しんだほうがいいのかなと思ったりしています。


もしかしたらそのうち歩けなくなるときはやってくるかもしれません。

そのときはベッドの上がワンダーランドになるのでしょうね。

新しいステージに立ったから楽しもうと思っています。

いまは元気なので、とりあえず毎日どこまでも歩いていきます。

どこまでだっていけますよ。


じつはわたしは病院にもこれまで一度くらいしか行ったことがありません。

これをいったら怒られるかしら。

健康診断もずっと長いあいだ、受けていません。

それでも風邪もひきません。病気知らずなんです。

目はさすがに老眼になってきましたが、裸眼でも毎日に不自由はありません。

すこしぼやけて見えてなんだかとてもきれいねって喜んでいます。

歯もとっても丈夫！　これ全部自分の歯なんですよ。

そんなことをなにかの機会にお友だちや出版社の人にお話ししたら、みなさんとっても驚いて、ぜひ田村セツコさんの健康法を教えてください、とそうおっしゃってくださいました。

そうして、この本を書くことになった次第です。

毎日の暮らしのなかで知らず知らずにやっているわたしのひみつの健康法です。

いっぱいあります。

ひとつの方法にこだわらないで、いくつものちょっとした健康法をおやつみたいに試してみたりしています。

すこやかに暮らすコツ、ちょっとした筋トレ&脳トレ、心にストレスをためない方法、人づきあい、老いとの向きあい方、おいしく長生きする食事術、健康管理についてなどなど。

健康法はゆるいほうがいいと思います。

やってみるととても気持ちいいの。

からだにもとてもいいんですよ。

あなたもぜひやってみてください。

あなたにこっそり話すのは、じつはだれにもいっていないないしょの習慣です。

そんなわたしのちょっとしたひみつの健康法を、お菓子のようにつまみながら読んでみてくださいね。

気にしない
がんばらない
むりしない

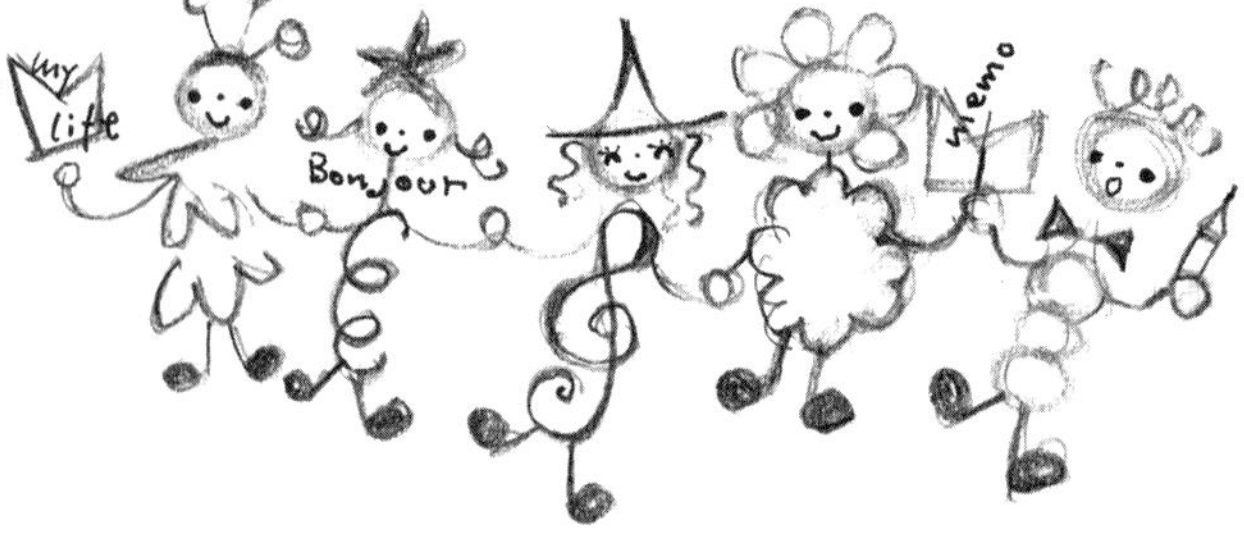

目次

2 へんてこりんなひみつの健康法――71

3 すっきりこころの健康法——113

4 食べるだけ健康法——127

5 イキイキ健康暮らし――153

1

元気に
ひとり暮らし

体調は気にしていません

わたし、体調については、あまり自覚がないみたい。

昔と比べて、体調が悪くなったとか、疲れやすくなったとか、そういうことに自覚がないのね。気がつかないのよ。

気にしていません。

毎朝ベッドのなかで目が覚めて、「わあ、今日も手が動く、足も動く。トイレに行こうと思ったら歩けるじゃない。ああよかった」って思うの。

新聞が来たら、新聞を開いて、「わ、目が見えてラッキー」。

今あるものをありがたがって生きる、っていう感じかなあ。

そんなレベルなのよね。

ハードルを低くして、欲ばらないの。

たりないものは数えないでね、「いまあるもの」を数えるのね。

そうすれば毎日ハッピーよ。

まあ、体が弱ったとは思わないけれど、いつかは動けなくなったり、意識しないのに倒れたり、そういうことが起こるかもしれない。

どうするんだろうってドッキリすることはあります。

そのときはまた新しい世界を冒険するのだと思います。

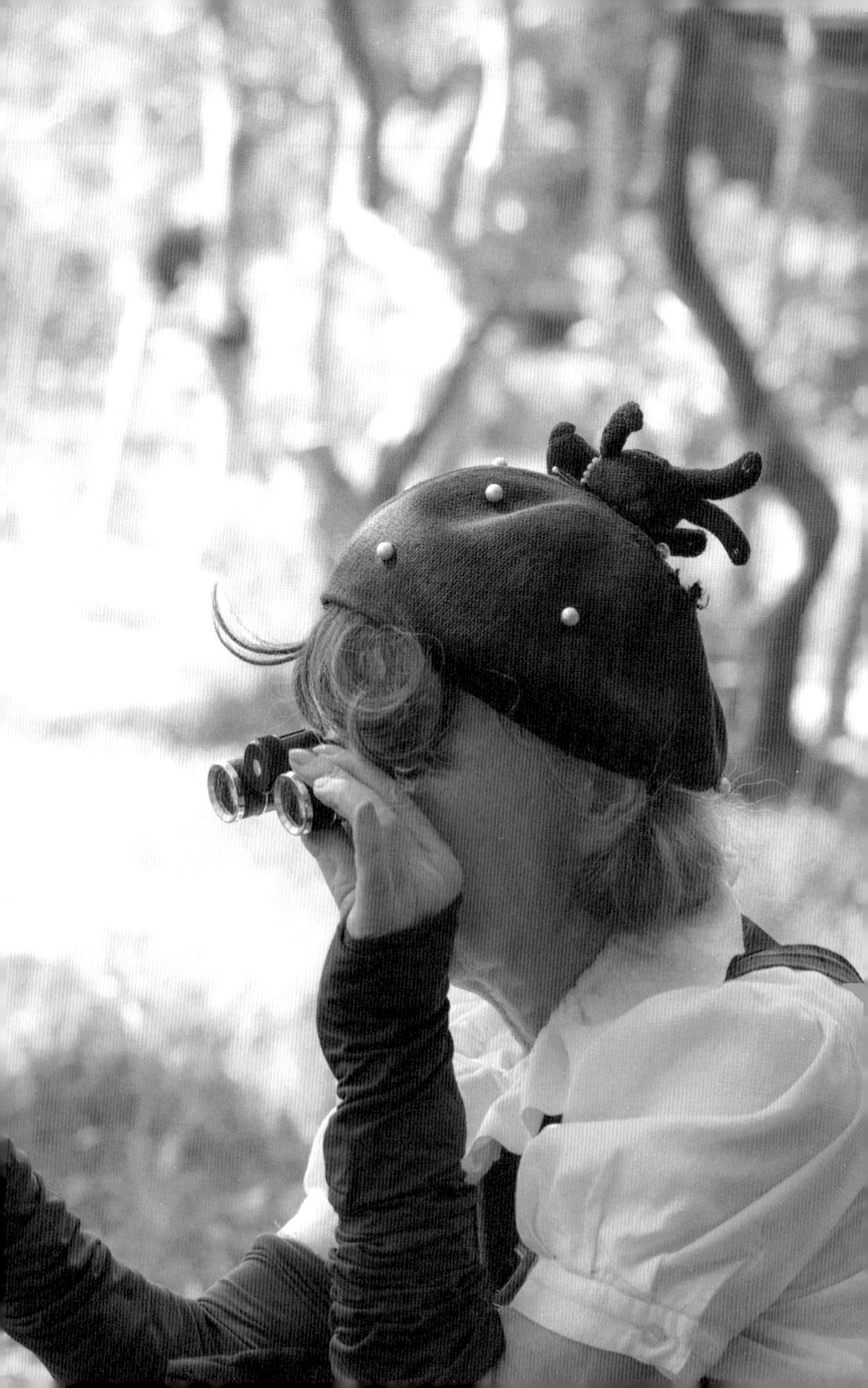

昼下がりの公園の石の階段に腰かけて一休みしています。そこで小さな双眼鏡でいろいろなものを見ます。

好奇心、ワクワクがいっぱい。「これはなんだろう」と手軽なイメージトレーニング。

ひざしが暖かくてとてもいい気持ちです。気分は植物博士ですね。

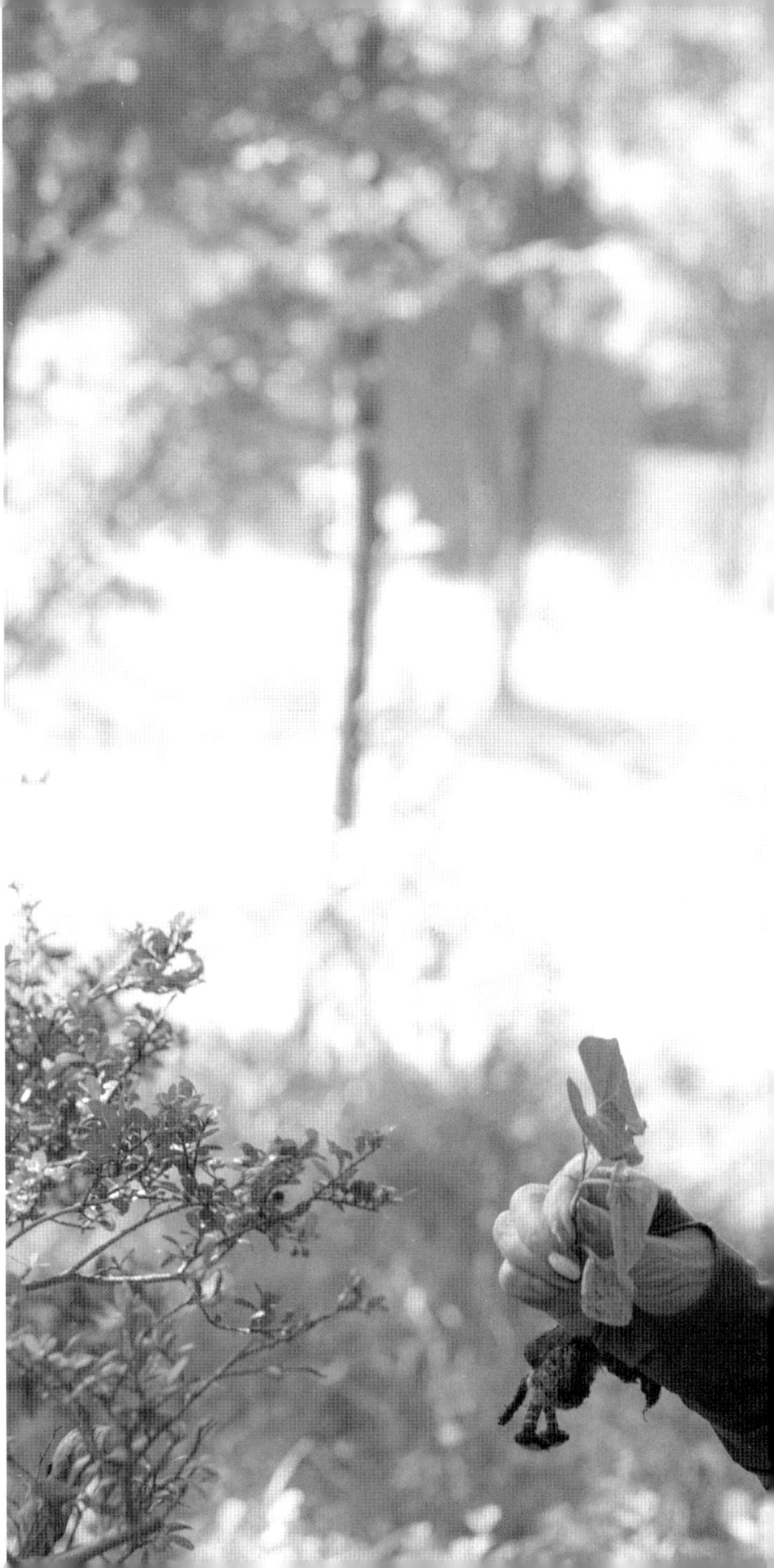

5分眠るとスッキリします

睡眠は、健康のためにはとても大事ですね。

5分でも眠れたら頭がスッとしますし、眠るまえに悩んでいたことが、起きたら解決した、なんてことも多いですよね。

あなたもそうじゃないかしら。

ひと晩眠る効力ってすごいんですよ。

わたしは、若いときは徹夜なんか平気でしてましたけど、年をとったら早寝早起き。夜は10時過ぎに眠くなります。

そして朝は、目覚ましをかけていないのに、3時半くらいに必ず1回、自然と目が覚めるんです。

それで、もう朝だと思って時計を見て、「また3時半に目が覚めて不思議ねー」なんて思うの。

それからまた横になって、もうちょっと寝てもいいんだって思う。

それがとってもうれしい。

毎朝おんなじ。

ちゃんと起きるのが6時半くらい。6時半くらいにやれやれって起きて、お天気を見たり、今日は寒いなあとか思ったり。

冬だと、まだそのころは、部屋に光が入ってこないから、太陽が出てるかどうかわからないの。

あとで太陽が出てきたら、「晴れてる、うれしい」って感じる。

時間があったらちょっと洗濯したりするんだけれど、
洗濯機がお休み中なのでほとんど
手洗いなんですよね。

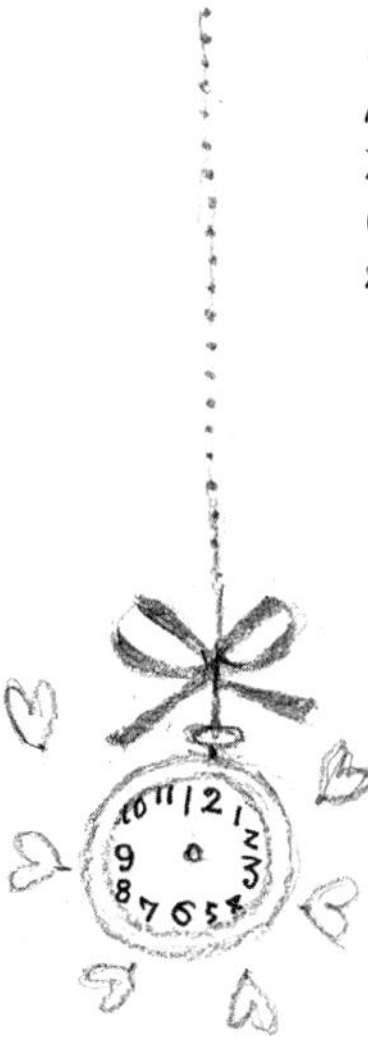

おおらかに呑気に自然体で暮らしましょう

「健康とはなにか？」って聞かれたら、すぐこう答えます。

人間にとっての宝物。

それがあればなにもいらないくらいの財産。

80歳以上の健康な人の共通点ってなんでしょうね。

あまり完璧を目指さない。おおらか。呑気。自然体。

お酒好き、はちがうかもしれません（笑）。

実際、タバコを吸って健康な人は少ないかもしれないけれど、お酒をちょっと飲んで健康な人は多いですよね。

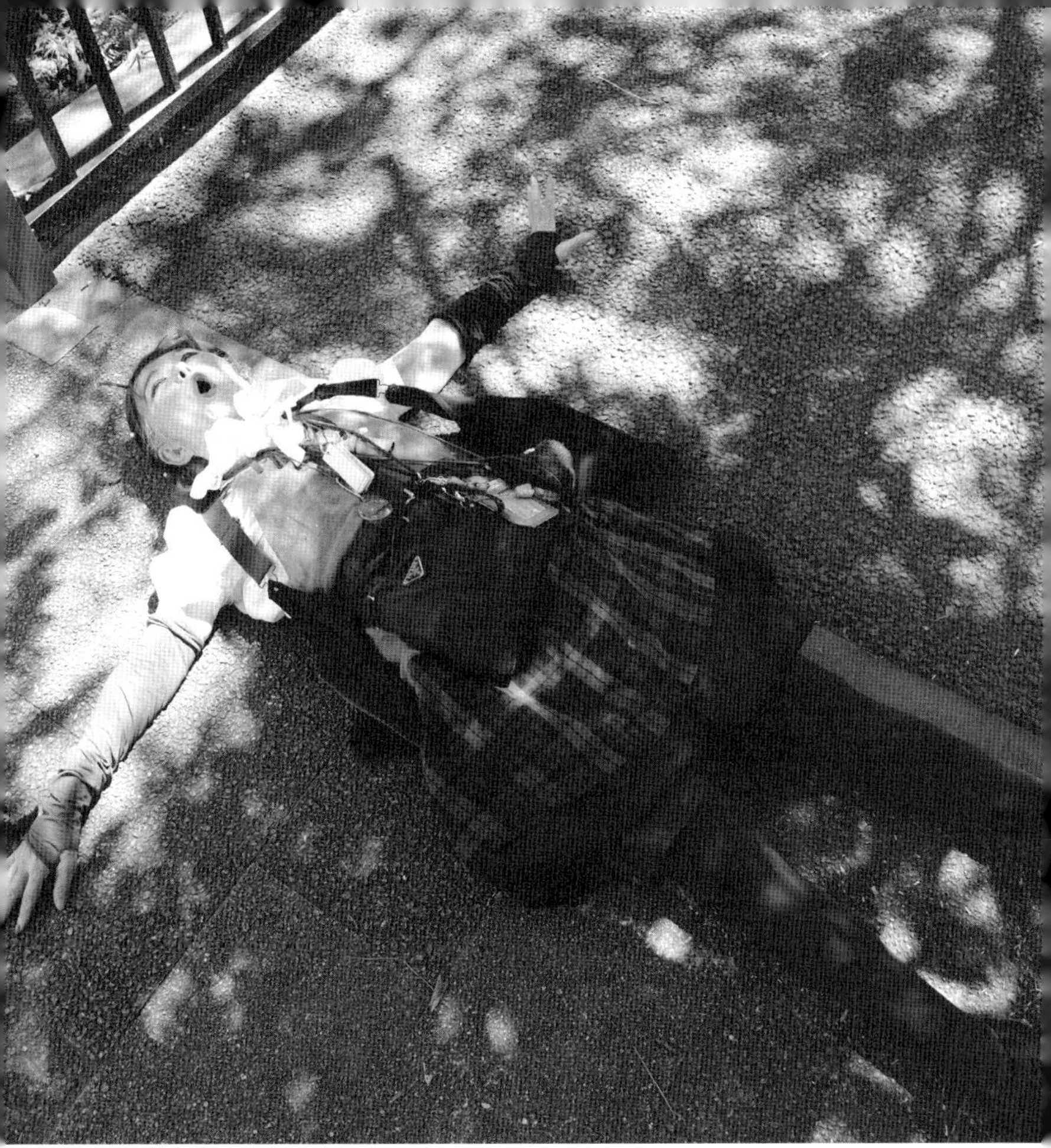

だれもいない公園のアスファルトの上に
大の字になって手を伸ばして深呼吸してみます。
とてもリラックス。蝉の声が聞こえてきます。
おおらかに呑気に今日も暮らしています。

ちょこっとたしなんで、いい気分になってリラックスすれば、健康にもいいんじゃないのかしら？

百薬の長。お薬がわりにしています。

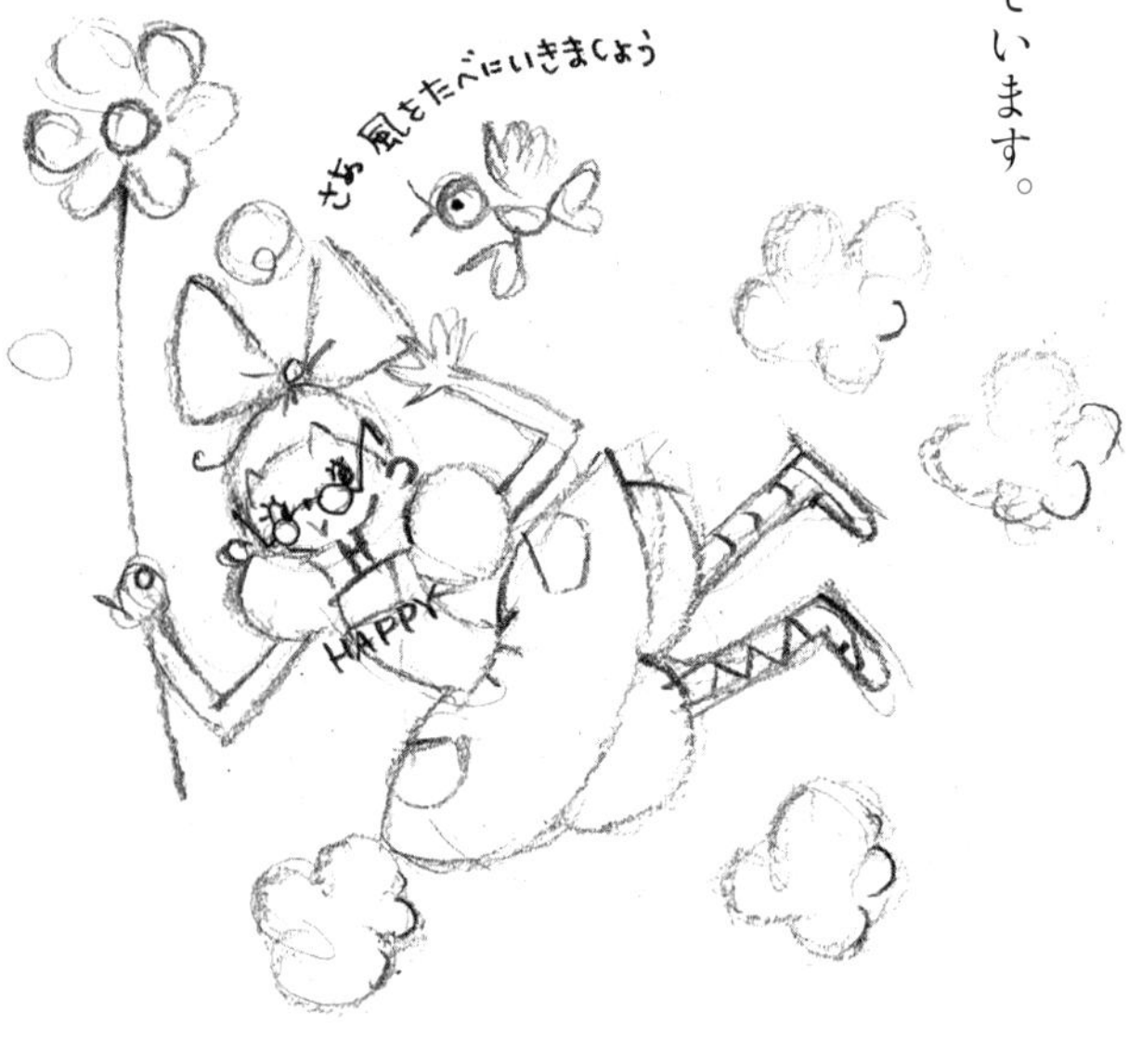

気にしません

気にしないことがわたしの健康の秘訣でしょうか。
わたしは本当にいろいろなこと、気にしません。
前もってこれから先のことを考えたり悩んだりもしません。
心配することもしません。
もうすぐ86才になります。
この歳になれば、明日なにがあってもおかしくないでしょう。
明日は明日の風が吹く。ケセラセラ。
なるようになるんじゃないか、とそんな気持ちで毎日暮らしています。

あなたは小さなことを心配しなくていいと思います。
今日楽しければそれでいいんじゃないかしら。

世のなかにはいろんな健康法がありますよね。
それらをチラッと横目で見てたのしみながらやっています。
いいと思ったことをやってみたらいいんじゃないかしら。

この本のタイトルも最初は
「役に立たない健康法」、にしようかと思ったんですよ。

いやなことも楽しんでみて

いやなことを楽しむ才能も健康には大切ですよね。

いやなことをするときに、ちょっとは楽しいかもわかんないって、自分に暗示をかけるの。

行きたくないところに行かなくちゃいけないとき、「いやだなあ。でも、ちょっとは楽しいことがあるかも」と無理やり思う。

だから、病は気からじゃないけれど、やっぱり気分ですね。

いやだと思えばいやだし、いいねと思えばいいし、っていうことね。

すごくシンプルだけど、そういうことってあると思うんですね。

たとえば仕事でも、「いやだと思ったら、その仕事はすごくいやだけど、あなたが愛したら、今度は仕事があなたを愛してくれる」っていう話があるの。
どこかのマダムの話らしいんだけれど。
やっぱり気の持ちようよね。いやだと思ったらなんでもいやですよね。

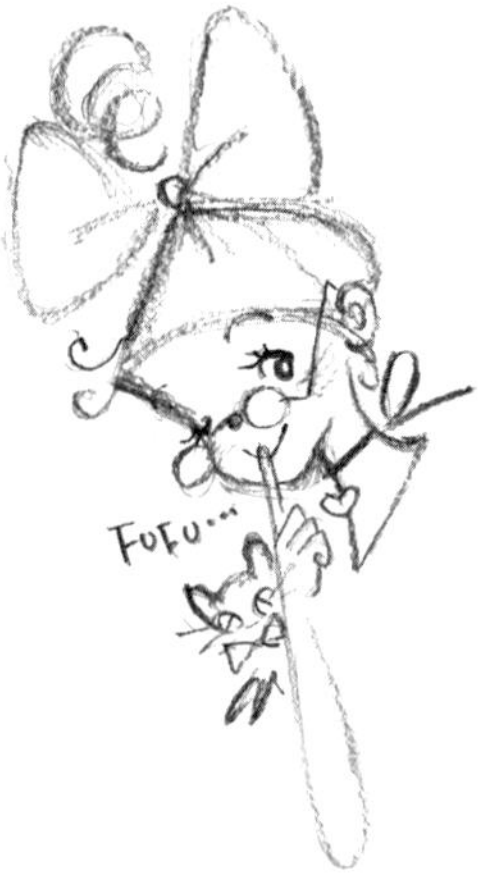

病気とは素っ気なくつきあう

病院にはずっと行ってないの。

最後に病院に行ったのは10年ほど前です。

交通事故にあった、75歳のときに行ったくらいです。

車にぶつけられて、骨は折れなかったのですが、あちこち血が出たりして大変でした。でも病院に行ったのはそのときぐらいです。

検診もぜんぜん受けていないの。最後に受けたのは、29歳くらいのときじゃないかしら。

なにかポリシーがあってそうしてるんじゃないのね。

病院が嫌いなわけでもなくて、病院もお医者さまも、すごく素敵だなと思っているんです。

たぶん、予期しないことが起こったらいやだなと思っているんだと思います。

臆病なのかも。

コロナのワクチンも、1回も打ってないんです。理屈で考えて打たないんじゃなくて、なんとなく気が進まないという曖昧な判断なんですね。

風邪をひくことはありますけど、そういうときは鼻をかんだりして、「ちょっと安静にしようかなー」くらいの感じなの。

それからリンゴをかじったりします。

子どものとき、リンゴをおろしたものを、熱冷ましに母が食べさせてくれた思い出があるので。

曽野綾子先生のエッセイを読んでいたら、こんなことが書かれていたの。

先生はひどい病気をされたらしいんだけれど、つくづく思われたことは、病気というものは、丁寧につきあっていると、なかなか体から出ていってくれないんだって。でも、素っ気なくつきあうと、いなくなってしまうものなんだって。病気もつまんないから、だって。
これって、すごくよくわかるお言葉だと思いました。
血圧や検査の数値なんて、気にしたらキリがないかも。
素っ気なく、サラッとつきあっているといいみたい。

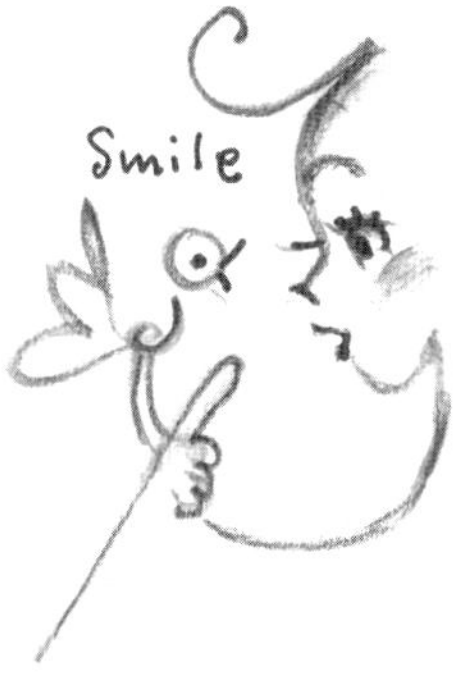

お医者さまの言葉は？

わたしのまわりに、お医者さまにきつい宣告をされた人がいるの。

重大な病気が見つかって、失明するかもしれないって、ドキッとするようなことを、ズバリといわれたらしいのね。

それで、すごく落ち込んだらしいんです。

そういうときに、わたしは、お医者さまにも気をつけてほしいと思うんですね。

患者さんの人となりとか、そういうものに合わせて、ソフトに説明してほしいと思うの。

いくら理系のリアルな説明でも、刺激的な言葉ってありますよね。

失明とかガンとか、そういう言葉を出すことに対しては、かなり慎重になってほしいなと。

やっぱり患者の立場からしたら、そうしてほしいと思うのよ。

気は心で、気分は大事でしょ?

やがて目が見えなくなるとか、絶望的なことをズバリと患者にいうなんて、わたしにいわせれば言語道断。

患者をリラックスさせて、ホッとさせるのがお医者さまなのにね。

強烈なことをいわれても、なにもフォローがなければ、無責任、丸投げ。

いやな気分でしょ?

お医者さまが患者をいやな気分にさせたらざんねんすぎる。

だからといって、軽く「大丈夫ですよ」っていいなさい、といってるんじゃないの。

心を込めて、その人のキャラクターに合わせたアドバイスができると思うんです。

そもそも、「なんのためにお医者さまになったの？」って感じ。

お医者さまは、医学の勉強ばかりして、人間関係の勉強をしていないわけ。

昔のお医者さまみたいに、そのお医者さまに会っただけで、患者がホッとするとか、そういう人徳みたいなのが必要だと思います。

うちのアパートの近くに、東郷先生っていうお医者さまがいらしたのよ。70代のおじいさんだったけれど、超人気者で、うちのアパートの人はみんな通ってた。

その先生はやたらとお薬を出さなかったわね。あったかいオーラがあるお医者さまだったわ。

残念なことに、もうお亡くなりになってしまったけれど。

健康法は病院にはあまり近づかないこと

75歳で交通事故にあうまで、病院には、昭和の時代から行っていないから、保険証を何十年も使っていなかったのね。

それで、あるとき、市役所の方が二人で、生存の確認にみえたことがあります。

「ご用はなんでしょうか?」

「セツコさんはどうされてますか?」

「あ、わたしですけど」

二人とも黙ってしまったの。

それで、次に出た言葉が、「健康法はなんですか?」って(笑)。

それで、わたしが、「そうですね、病院にあまり近づかないようにしてるんですよ」って。

そうしたら、二人が「プッ」って吹き出して。

立派な病院が近くにあるので。ジョークです。

検査が好きなお友だちは、しょっちゅう調べてもらって、血圧がどうとか、血糖値がどうとか、一喜一憂しているの。

そういうふうに、具合が悪いといってもらうのが好きなんだなと思って。

乱暴ないい方をすると、すべては好みの問題で、検査が好きで調べるのが好きな人は、そういうことがOKなのよ。

調べるのがいやという人は、調べるのがいやということが好きなんじゃないかなと思うのね。

でもわたし、お医者さまとか病院というのは尊敬しています。

自分の知らないことをいっぱい研究して、それで役に立とうと思ってくださっているわけだし、それはステキだと思う。

だから、いざとなったらお世話になると思うんですけれど、まあ今のところは、応援団として遠くからごあいさつ。

お薬は飲みません

お薬って、どこかが悪くなって飲むんですよね。

でも、そのお薬を飲んだために、別のところが悪くなったりするんですよね。

そして、その副作用をカバーするために、新しいお薬を飲む。

だから、どんどんお薬が増えちゃうのよ。

全部がそうじゃないとは思うけれど、そういう傾向があるから、それはすごくざんねん。

うちの妹はパーキンソン病になったんですけれど、その妹の言動から、患者の心理っていうのがよくわかったの。

ある名医のお医者さまが「治りますよ」って、じっと妹の目を見ていったの。わたしは喜んで、「よかった！　先生が治るっておっしゃったわね」って妹にいったら、妹はツンとして、「あの先生はなんにもわかってくれない。わたしのつらさをわかってくれない」って。

それで別の病院に行ったんです。

相手は、やはり名医といわれていた女の先生でした。

妹が「どこがどうで」とか「つらい」っていったら、「ああそう」って、チャッチャカ調べて、お薬を出してくれたの。

妹はホッとして、「やっと優しい先生に会えた」って。

だから、患者の心理って、お薬を出してくれる先生が優しい先生だって思っちゃう部分があるかも。

「大丈夫ですよ」っていわれたら、一番うれしいと思うんだけどね。

病んでいる場合は、突き放されたような、愛情を疑うような気持ちになるのかも。ちょっとわかります。

そんなことから、どんどんお薬が増えちゃうんです。

わたしは、それを飲ませる係だから、痛ましくて。

だけど本人が望んでいるの。

病院で、「いくらなんでも、こんなに必要なんでしょうか?」って尋ねると、

「これを飲んだら、どこがどうなるから、それをカバーするためにこれが必要なんです」って。

補うためにどんどん増えていくのね。

「えー?」って思うんだけどね。

妹を説得できないまま……。

今でも自分をおろかな姉だったと思います。

治療も気持ちの問題です

治療をするとき、本人を納得させるのが大変なのよね。

それが一番難しいことなのかもしれないわ。

大病院って、カウンセリングのお部屋があるんですよ。

それで、わたしの妹に、「カウンセリングのお部屋があるから、ちょっと行ってみようか」っていって、妹がなかに入って、わたしは廊下で待ってたの。

出てきた妹に、「どうだった?」って聞いたら、「もうね、マニュアルどおり。優しい声で、『どうされましたか?』って。

お芝居みたい。

なんにも心がこもってない」って。

なかなか鋭いのよ。
演技はすぐにバレちゃう。
マニュアルどおりだとね。
治すほうも大変よね。

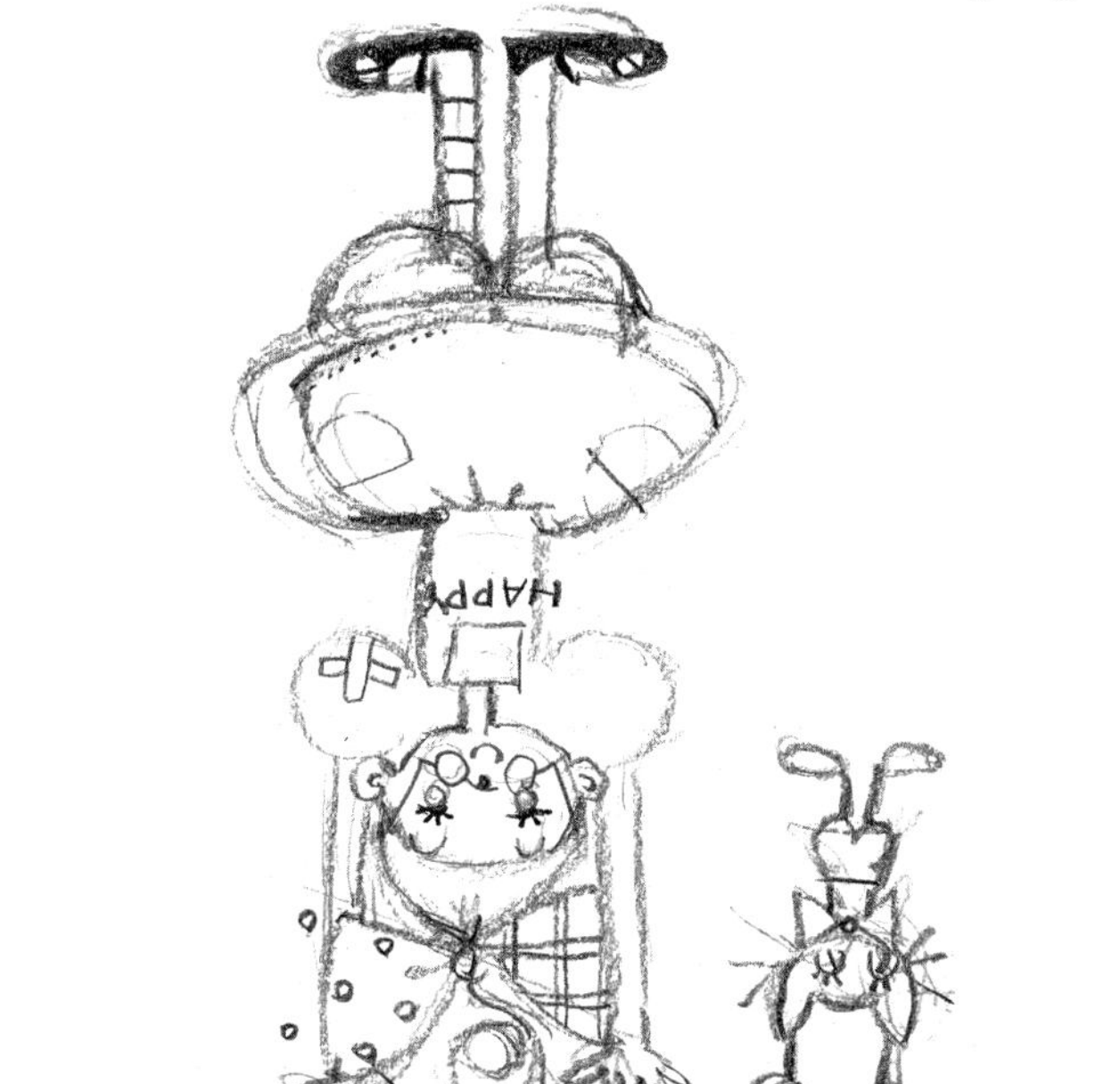

メガネがなくても気にしません

わたしって、昔、目がよかったんですよ。

裸眼で、1・5か2・0ありました。

だから、ちょっと遠視に近かったと思います。

そういう人はだんだん老眼になるって、子どものころによくいわれていました。ちゃんと老眼になりました(笑)。

ところが、老眼になって、メガネを安い物からなにから、度数とかきちんと測らないで買っていたから、どうも違和感があったのね。

それで、あまり使わないうちに裸眼に戻って、今は絵を描くときにメガネをかけなくなっちゃった。

だから、鍛えるっていうか、知らないあいだに鍛えることになっちゃったの。

おばあさんって、よく老眼鏡をなくすんですよね。

お年寄りってみんな、「あれ？　メガネがない、メガネがない」っていうでしょ。

そんなとき焦らないで、「なきゃないでいいか」ってなると、なぜか見えてくるような感じがするの。

聞いた話なんですけど、中国では昔、老眼のことを花眼《かがん》といって、花眼老人っていう言葉があったらしいの。

はっきり見えないから、まわりがぼやけて、お花のように見えるというようなことを、ちらっと聞いたことがあるんですよ。

そういうふうに解釈すると、すごくおもしろいと思ったの。

細かいところは見えないけれど、ぼーっと見えればお花のようだって解釈するのね。

なんておおらかでステキな考えかたでしょう。
だから今は、メガネがなくなっても、あまり気にならなくなりました。

歯はアロエ水でうがいをします

わたしは歯が丈夫なんです。

全部自分の歯なの。歯並びは悪いけれどね。

まあこれには、親のＤＮＡもあるわね。骨とか、親が丈夫だったんじゃない？

その影響はあると思う。自分が努力したっていうんじゃなくて。

歯の手入れは、ほんとは歯医者さんに、２か月に1回、クリーニングに来てくださいっていわれているんだけれど、それも行かないくらい。

歯磨きのペーストもぜんぜん使ってないんですよ。水でブラッシングをするだけです。

それと、アロエ。わたしはアロエファンだから、アロエをちょんちょんと切ってコップに入れておく。すると、苦い水ができるんですね。それでうがいをしたりします。

自己流。

アロエの水は苦くて、ぶくぶくすると歯茎にもいいの。さっぱりしていて、そのまま飲んでもいい。飲んだら整腸にもなる。

アロエは万能薬。ヤケドにいいのは有名ね。

甘いものもあまり食べないわね。

子どものとき、食糧難で、甘いものなんて食べなかったのが大きい。

サツマイモなんかはあったけれど、お砂糖なんてめったになかったわ。それも配給だった。列に並んで買ったりして。

飴なんかも舐めなかったし、ケーキなんかもあまり食べなかった。

子ども時代の過ごし方って影響が大きいわね。甘いものとかクリームとか、ほとんど関係のない生活だったわ。

まあ、駄菓子屋で、ガラスの管にゼリーが入ってるものとか、夜店で、なんだかいかがわしいものとかあったけれど、ああいうものは、子どもにとってはロマンチックよね。なんでもおもしろかったわ。

粗食というと夢がないけど、そういうのって子どもはいやじゃないのね。そんなものだと思っているから。毎日毎日、子どもって楽しいからね。

あるとき、少女雑誌の編集長から、こんな電話がかかってきたの。

「すみません、好きな食べもののところに、海苔のついたおせんべいとピーナッツ、って書かれているんですけれど、エクレアとモンブランに変えてもいいでしょうか?」

わたし、もう笑ってしまって。

「あ、もちろんです。エクレアもモンブランも好きですから」

「了解です」

結局、そんなように書き換えられちゃったわ。

旅行に行けば抗体ができます

わたし、旅行も大好き。

自分からどこに行きたいということはないんですけれど、お友だちから声がかかったら、たいてい行きます。

このまえも、結婚式があるからハンガリーに行ったの。インドだってアフリカだって行きます。

仕事が途切れないので、旅行には仕事を持っていく。

グループの場合、ほかの人たちが観光してるあいだに、部屋でひとりで仕事をしていたりします。

だけどやっぱり、旅行に行って、目で見たいろいろなことが、どれくらいエネルギーになっているか、なんて思うこともあるわね。旅先での絵仕事を集めた絵本を作りたいな、とか思ったりもします。

わたし、コロナのワクチンも打ってなくて、病気にもならないから、人から健康法なんかをすごく聞かれるの。

いろいろ考えたんだけれど、やっぱりわたしって、旅行先でだいぶ抵抗力がついた気がするのよ。

このあいだ、7人でインドに行ったときのひとりから、久しぶりに電話がかかってきたのね。『85歳のひとり暮らし』の本を買ったって。

その人は先生なんだけれど、教え子もあの本を買ったっていうの。それで、あれは年寄りの本なのに、若い教え子がすごく感激してるっていってくれたわ。

その電話で、その人と、インド旅行のときの話で盛りあがったのね。「懐かしい、懐かしい」って。

いろんなところで、いろんなものを食べたんだけど、わたしひとりがお腹を壊さなかったのよ。「なんであの人、平気なんだろう」って、みんなで噂していたんだって。

日本の人は神経質で、消毒が好きじゃない？　インドに行っても、なんでも消毒するのね。「汚い汚い」っていって。お水も飲めないっていうじゃないの。だけどわたし、「ガンジス川よりきれいだわ」とかいっちゃって。

その土地の人が食べてるものを、不思議なものでも「おいしい、おいしい」って食べて、それでもお腹を壊さなかったの。

それから、落っこちてるものを拾ったりもしたわ。

インドだったら、タバコの空箱なんか素敵なんですよ。マハラジャの絵が描いてあって。

でも、「うわー、カラフルできれいだ」って拾ったら、日本から来たお上品な人にすごく注意されたの。「インドでゴミをひろうなんて国賊者よ」なんて叱られた（笑）。

このあいだの電話で、そういうことを思い出しました。

だけど、いろんなところで怪しいものを食べて、抗体ができたんじゃない？ってひそかに思っています。

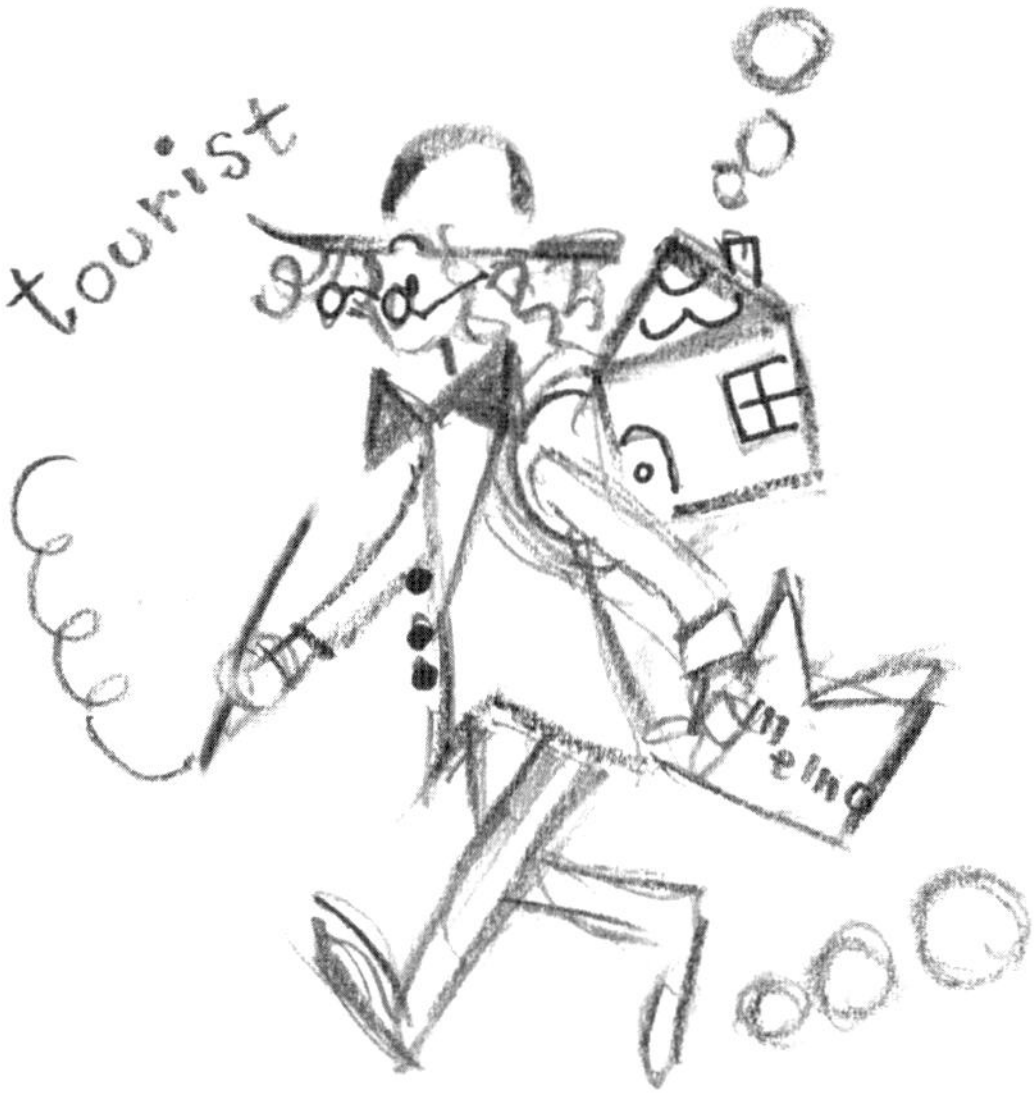

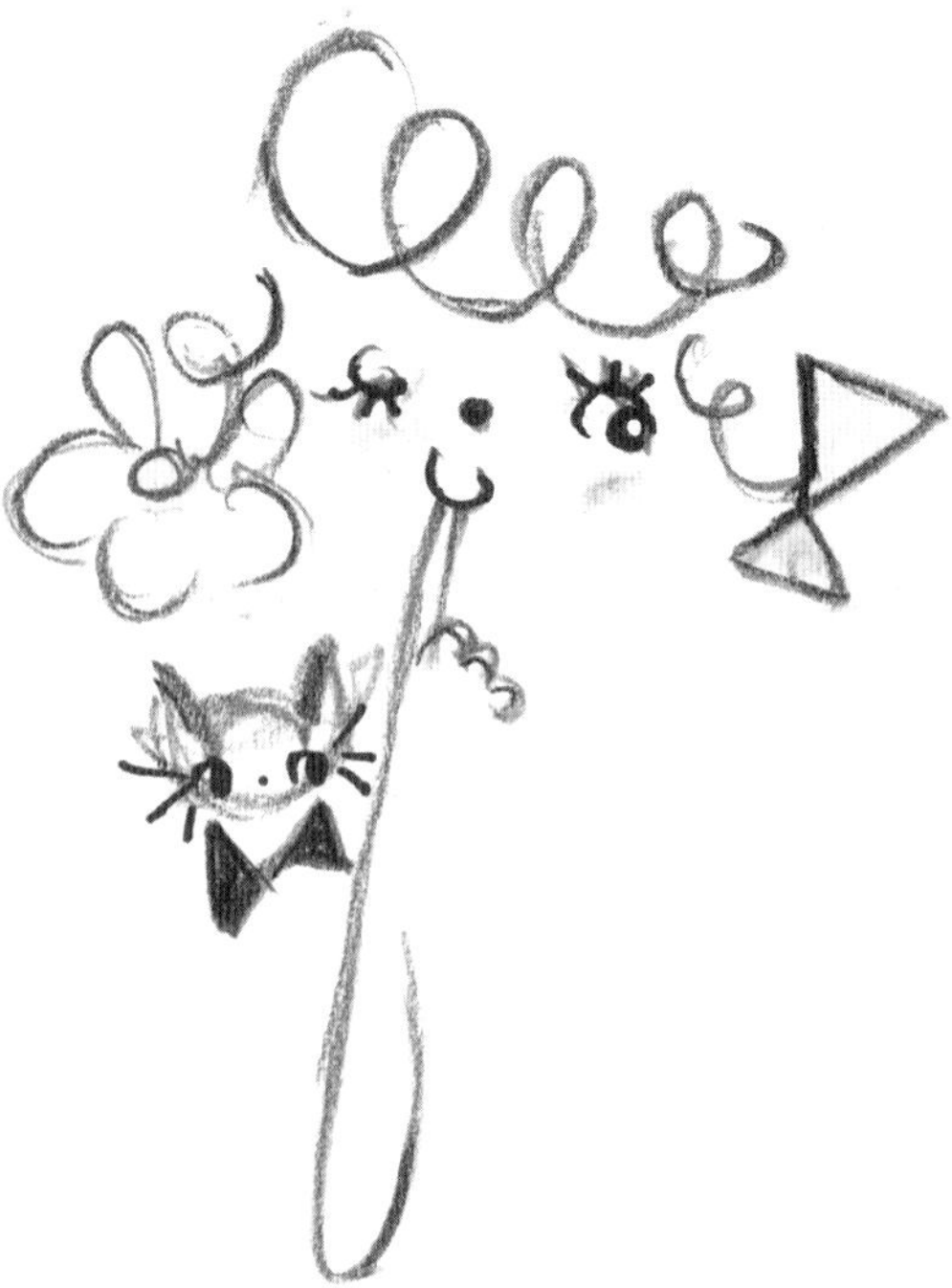

2

へんてこりんな
ひみつの健康法

へんてこりんな健康法

わたしはもうすぐ86歳になります。
ちょっとした健康法を毎日ためしながらやっていたりしています。
わたしの健康法ってとってもへんてこりんなのです。

ここではひみつの健康法について書いていきます。
へんてこりんな健康法ばかりです。
へんてこりんな健康法を自分で見つけては試してみるんですよ。
へんてこりんでも、自分で見つけてみる、というのがいいんじゃないかしら。

たとえば、自分の体の中の骨まで意識して暮らせば健康になるってなにかの本で読んだんですよね。

たしかに骨から健康になるってそうだわ、なんて思って。

そのことを、忘れないように机の隅に骸骨の人体模型を飾ってもいるんですよね。

靴底に段ボール健康法

健康法にも、個人差があると思います。
この人にいいからあの人にもいいってことはない。
菓子パンが好きで、菓子パンしか食べてないのに、90歳を過ぎてもお元気とい
う人の話を聞いたこともあるわ。
好きなものを食べるけれど、食べ過ぎないでいる。
いずれにしても、体には上機嫌が一番いいのよね。
これがおいしいって食べていればいいの。
サツマイモの尻尾だってすばらしいわ。ほんのり甘くておいしいの。食物繊維
もあるし、美容にもいいわ。

「個人差があるから、どなたにもいいとは限らない」っていっていれば、責任をとらなくてもいいしね。「わたしの場合は」っていっていたらいいのよ。

わたしも、いろいろと実験してみたの。トライアンドエラーで。

でも、だめなものはだめね。

靴のなかに小豆を入れたりしたこともあったけど、歩きながらゴロゴロして、すばらしいマッサージのはずが、ああこれはだめだなって。調子よくないわねって。

今は靴底にダンボールを入れているの。横ジワのダンボールがあるじゃない？すごく気持ちいいの。

割りばしをたてに入れたときは痛くてたいへんでした。

ただ、靴を脱ぐようなお店に行ったときは、さすがにちょっと恥ずかしいけれど（笑）。

ときどきお年寄りと、いろいろとお話しすることがあるんだけれど、そんなときは、健康法が一番無難なのよね。

たとえば「起き抜けに何杯も水を飲むんですよ」とか。そうすると相手も「それは多い！」とか。

オリジナルの民間療法の話とかもいいわね。

とにかく、話題として人を傷つけないわ。

それと、健康本って、タイトルだけでわかった気になるじゃない？

今ブームなのはスロージョギング。脳にいいんだって。

ウォーキングじゃなくてジョギング。いい感じ。

図書館には、本がいっぱいあるじゃない？

本の背表紙だけ見て歩いてもおもしろい。

健康本はおもしろいわ。本当とうそとのスレスレでね。

亀の子タワシ健康法

亀の子タワシって、おすすめね。

どこにでもあるし、シュロかなにかの自然素材で、ビニールじゃないから、なかなかいいんですよ。

これで足の指とかをマッサージすると、とても血流がよくなるの。

とにかく、すごく安いのよ。

百円ショップでも売ってるでしょ。

このあいだ知ったんだけど、文京区の根津に、老舗の亀の子タワシ屋さんがあるんだって。

そこに弥生美術館の学芸員の方が行って、タムラさんにって、その老舗の亀の子タワシを買ってきてくれたの。

わたしが、亀の子タワシのことをすごく話題にするから、その影響なのかなって、みんなで噂してるの。

今度そのお店に行って、亀の子タワシの取材をしてみようと思っているわ。

スパイス健康法

わたしの最近のブームは、スパイスのお水。

コショウとか、ターメリックとか、粉のスパイスがありますよね。

あれをお水のなかに入れて、かき混ぜて、スパイスのお水を作るんです。

それでうがいをしたり、歯磨きをしたりすると、歯茎なんかがスースーして、鼻の通りもよくなってくる気がするの。

そのスパイスのお水を、おでことかにつけると、スースーしてすごく気持ちがよくなるのよ。疲れがとれる。これはおすすめよ。

わたしなんか、これが今マイブームなの。

ただ、皮膚が弱いっていう人は、十分に気をつけたほうがいいわね。自分で濃さを調節したりしてね。

目を閉じてみる健康法

目を閉じるだけで疲れがとれるという話があるの。

目を大きく開いて、パチパチさせると疲れがとれるというお話もあるんだけれど、それとはまたちょっとちがう静かな方法よね。

10秒でも15秒でも目を閉じると、それは瞑想になって、目の疲れが本当にとれます。

乗り物のなかでもカフェでも、どこでも実行できるのがいいわね。

あなたもちょっとしたすき間時間に試してみてはいかがかしら。

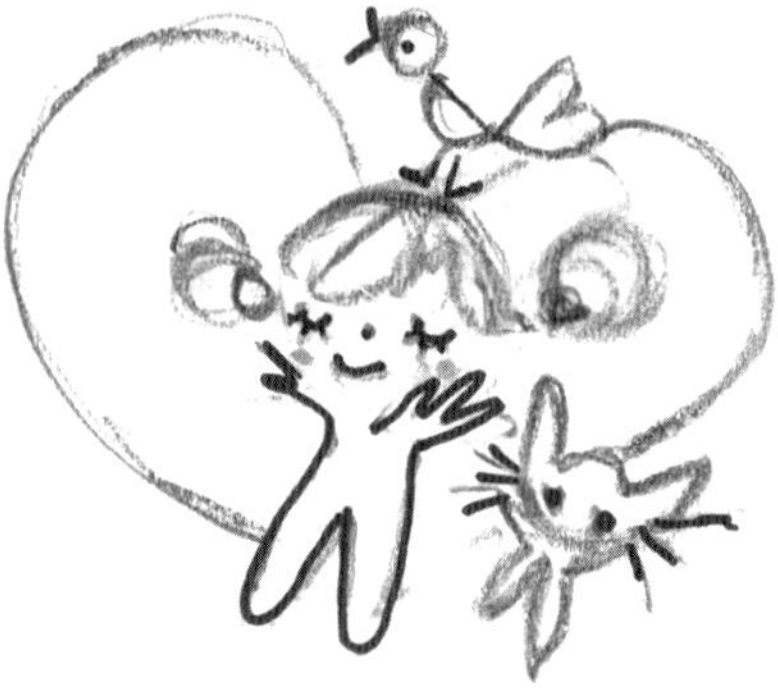

紙と鉛筆健康法

健康法って、一般論じゃないと思うの。

へんてこりんでも、自分で見つける、っていうのがいいのかなと思います。

自分の体のデザイナーでありマネージャーでもあるという自覚を持って、自分の体は自分が面倒をみるという覚悟をするの。

お金がかからない目から鱗の方法、なんていうのは、その気になればいくらでもあると思います。

たとえば、わたしは「紙と鉛筆健康法」っていっているんだけれど、困ったときなんかにメモをすると、だいぶ気持ちが落ち着くのよ。

それって、すごく簡単なことで、だれでもできるのね。

今みんな、スマホとかやってるでしょ。わたしがぜんぜんスマホができないからいってるわけなんだけど、でも本当にそうなの。

わたしが小学生のときから絵日記をつけてたってこともありますけど。

でも、フランスのある女優さんが、なにかの雑誌のコラムで、「わたしは、混乱したら書いて書いて書きまくります」って。

それを読んで、「わかる!」って思いました。

自分で書くっていうことが、カウンセリングになってるわけね。

もうひとりの自分がいるみたい、お医者さまがいるみたい、といった感じ。

お薬とかサプリとか、そういうケミカルなものに頼らない。素朴な紙と鉛筆があれば無敵です。

日記健康法

わたし、小学校を4つも変わったの。

だから、お友だちがいるような、いないような、不思議な感覚でした。

それで、小学4年生のときに日記を書きはじめたんです。

それをもう何十年もやっていてね。今も書いているわ。

いわば、日記帳がお友だち。

メモとか日記っていうのは、書くと気持ちが整うのね。

なんでも正直に書くと、たいていの問題は解決して、おおらかになる。

日記は過去のものだから、「あとから読んでも意味がない」っていう考え方もあるみたい。

でも、そうじゃなくて、あとから読み返すと、楽しかったことは「ああこんなことがあった！」と思って、また楽しくなるのよ。

悲しいことが書いてあったら、「えー、こんなことがあったのに、今平気でいるなんてうれしい！」って思う。

うれしいことも悲しいことも楽しめる「ふしぎなひと」になれますよ。

日記とかメモは、すごく役に立つわけよね。

過去のことじゃなくて、現役として、すごく役に立つ。

お金もかからないのでおすすめよ。

新聞広告健康法

いつでもちょっとずついろいろな健康法をかいつまんで試すようにしていま

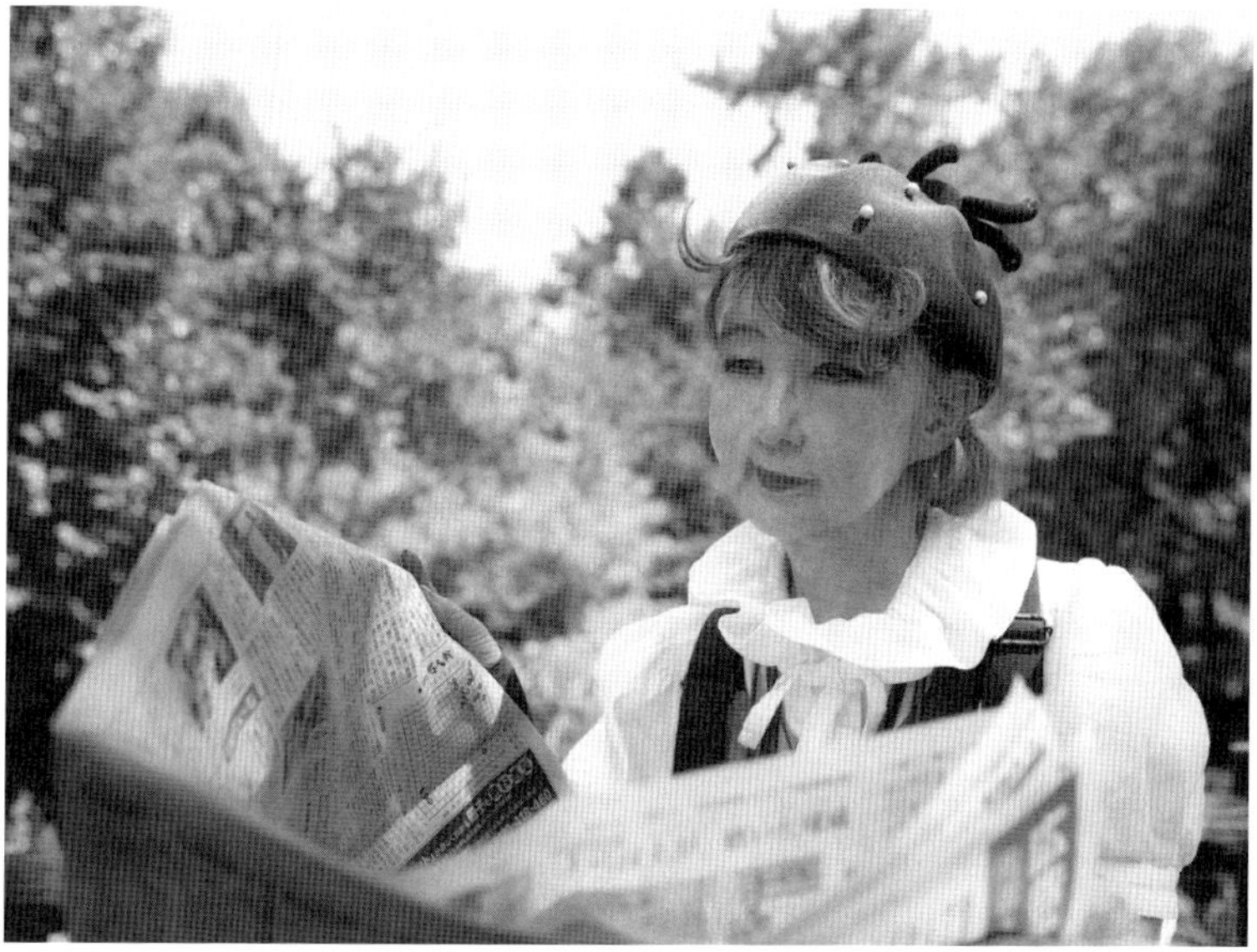

す。

わたしは毎朝新聞を読むのが習慣なのですが、新聞の広告欄を見ると、健康に関する本の宣伝がよく出ていますよね。

それを見ては真似してみるんです。

最近はため息をつきながらスクワットするのがいいと読んだので、家事や仕事の合間に息を吐きながらしゃがんだりしているんですよね。

ちょっとずつ自分で健康法を試して楽しんでいます。


公園のベンチに座って新聞を広げて読んでいます。

今日はどんな健康本の広告が出ているのかしらね。

思い出健康法

過去の出来事を、現在からふり返って、いいほうに解釈するとおもしろいわ。

自分の生きてきた人生について、ポイントポイントを思い出して、絵地図みたいなものを作るの。

「ああ、そうだそうだ。こういうコースをたどって生きてきたんだ」って思って、とても興味深い。

平凡な人生っていうのはなくて、思い出せば、たくさんのおもしろいエピソードがあるはずだから。

それをピックアップして書くとおもしろいので、おすすめします。

こういう愉快なエピソードを思い出すのも、歩いたりする身体的な健康法とはまたちがった、心の健康法になると思うんです。

みんな、それぞれの人生の物語の主人公だから、自分がヒロインになったつもりで。

日記なども、原則、事実を書くものだけれど、うそを書く人もたまにいるらしいわね。

ある人のお姉さまは、「昨日は、ボリショイバレエを、一家そろって観にいって楽しかったです」って書いていたらしいけど、そんな事実はないんだって。

わたし、このエピソードがとても好きなの。すごくおもしろい。

日記は、べつに正直に書かなくても、クリエイティブに書いてもいいんだなって思ったわ。

Love
はなれていても
つながっている
わたしたち

膨らんだ袖の服健康法

昔のお母さんはね、帽子でもセーターでも、なんでも作ってくれたものよ。

どこのお母さんも、とても上手だった。

ちょうちん袖っていうかパフスリーブ、膨らんだ丸い袖の服が、女の子は好きだったのね。

さすがに、おばあさんになっても、膨らんだ袖の服を着るという人は、あまりいないかもしれないけれど。

今でもわたしが、膨らんだ袖の服を着るのはね、袖が膨らんでいると、すごく楽しくなって、元気になるからなんです。

これ、本当に不思議。テンションあがります。

デザインの効用っていうのかな？

『赤毛のアン』のなかで、孤児院育ちの彼女は、シンプルな愛想のない服を着てたんだけど、膨らんだ袖にすごく憧れていたのね。

そうしたら、育ての親のマシューおじさんが、アンのお誕生日に、膨らんだ袖のワンピースを贈ってくれたの。もうアンは舞いあがっちゃって。

「膨らんだ袖健康法」っていうのもあるんじゃないかしら。

早口で話す健康法

滑舌の運動で、早口でモノをいうのがあるでしょ？

「パペピプペポパポ」とか。

「アエイウエオアオ、カケキクケコカコ、サセシスセソサソ、タテチツテトタト、ナネニヌネノナノ」とかも。

滑舌をよくするために、あえて口を大きく動かしたりするわけよ。

茂木健一郎先生は、ランニングするときに、わざと、でこぼこ道を走るんだって。

つまり、負荷をかけるわけよね。

そうすると、平らなところを走るよりも何倍も運動になるんだって。

おうちの裏が山みたいになってて、そんなところを走ってるらしいの。トレーニングだと思って、そんなふうに自分に負荷をかけるとおもしろいよね。

自分が自分のトレーナーになるわけよ。

眉毛を上げてみる健康法

わたしが日常生活にとり入れている運動に、こんなものがあるの。

まず、眉毛を上にグーッと上げる。

そして、目を大きくパチパチ。

口を「O（オー）」の字にして、次に「わ」にする。

そのまま、じーっとしているんです。

そうすると、すごく血流がよくなるの。

とてもおもしろいと思って、最近すごく気に入っています。

このネタ元はなにかっていうと、渋谷でタップダンスの男の子のライブを観たんですよ。工場みたいなシアターで。

その男の子からのDMを見たら、踊っている写真と一緒に、この運動がのっていたの。

「なんだろうこれ?」と思って真似したら、すごく気持ちがよかったわけ。背中や肩の凝りがとれちゃうの。本当に不思議なのよ。

見た目は、ちょっと変わった方法だけれど、部屋のなかで気楽にやれて、効果も大きいわよ。

長生き村の健康法

ときどき、長生きしている人が多い村の話なんて聞くじゃない? とくにアジアの秘境なんかにありそうよね。

そういう人たちって、どんな健康法をやってるのかしら?

まあ、だいたいは裸足じゃない？

地面を裸足で歩くのも健康によさそうね。

日本の農家にも、ひとりで野菜を作って暮らしているおばあさんとかいるわね。

そういう人は、年なんか気にしてないわよ。

好奇心もすごいしね。

なんでも介護士にまかせて、自分の頭を使わないようになったらだめね。

農家とか田舎の人って、近くに病院がなくても長生きしたりしているわ。

長野県の人って、長生きなんだって。

土をいじってる人が多いからかしら。

毎日体を動かして、お日さまに当たって農作業をしたり。

それって、長生きのためにやってなんかいないのよね。みんな生活のためにやってるのよね。

ああお茄子がいい色にできたわ、とか。

長生きを気にしてはいないと思う。

逆に、都会で毎日好きなものとか、豪華なものを食べていると、早死にしそうですよね。

運動不足になっちゃうからね。

いつもソファーに座って、大きなテレビを見ていたら、体だって弱るかもしれないわ。

『赤毛のアン』健康法

健康法でもなんでも、暗示が大切だと思います。

気のせいっていうか、暗示の部分が大きいんじゃないかな。

常識的な健康法の本って、いっぱいありますよね。雑誌とか、いろんなメディアで、健康法はブームになっているわ。

だけど、十人十色っていうか、あの人にいいからわたしにも効くとは限らないと思うの。

『赤毛のアン』に、「わたし、楽しもうと固く決心すれば、いつだって楽しめるタチなんです」っていう名台詞がありますよね。

友人のハガキに「アンの想像力とアリスの行動力があれば」という言葉がありました。なにかちょっとしたことが起きたときに、ドキッとしたり落ち込んだりしないで、それを楽しもうと固く決心する。

固く決心すればできる。

そうすれば、気分転換ができて、わりと精神的にいいのかなって思います。

暗示は名医かもね。

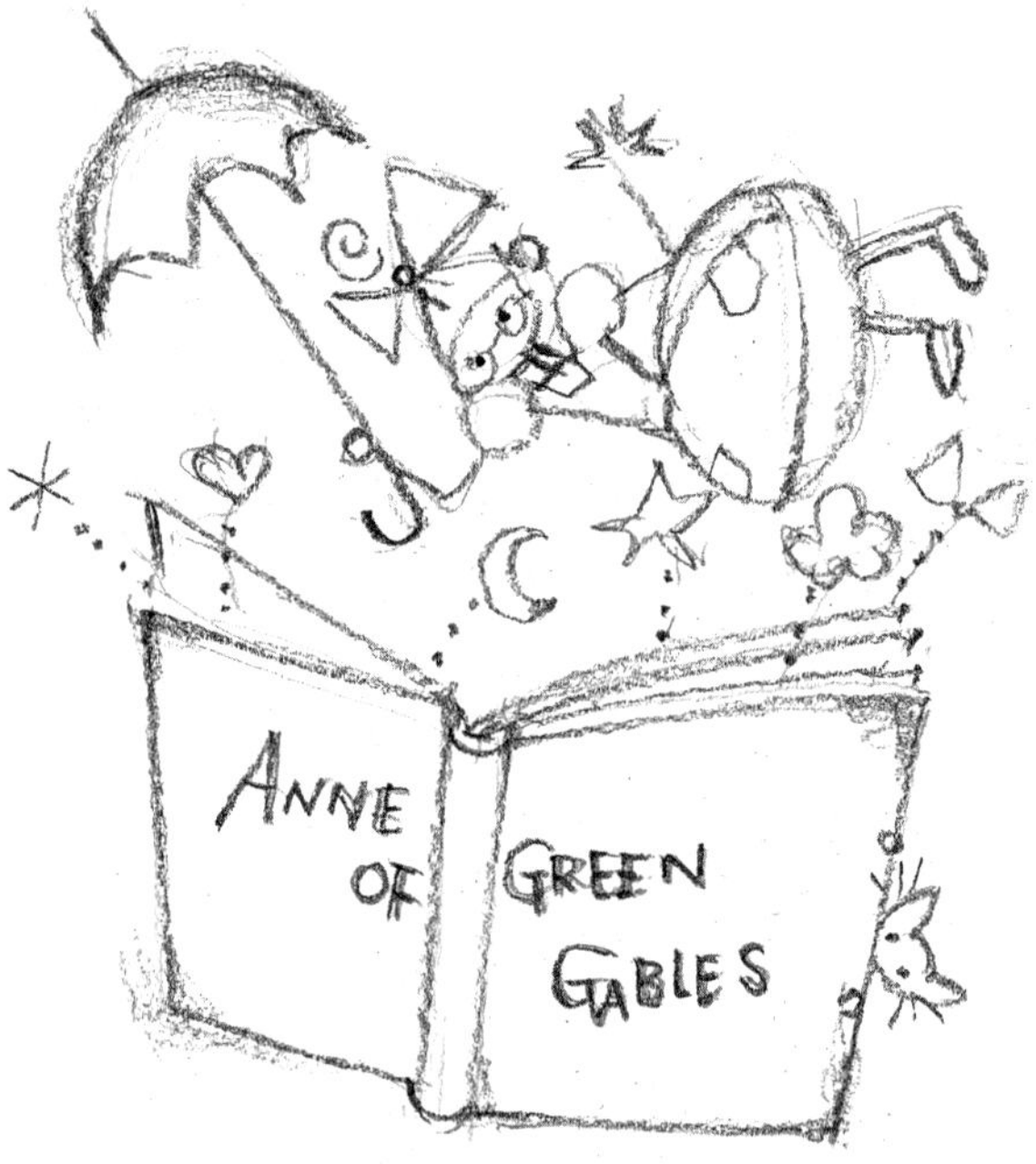
ANNE
OF
GREEN
GABLES

メモ魔健康法

ひょんなことから、池袋で月に2回、「大人になっても絵日記を描きましょう」っていう講座をやっています。

これをやりはじめたきっかけは――。

ある日、そこの係りの方から、「いかがですか?」って講師を勧めていただいたんです。

人に教えることなんかなにもないからいやだといったら、「じゃあ、3か月だけやってみてもらえますか」っていわれて、「はい」っていっちゃった。

生徒さんはみんな女の人ばかりなのね。

メモ魔、落書きの絵と文章、メモで絵日記を描きましょう、ってやっているうちに、みなさんからパワーをいただいてね。
それが10年以上続いて、もうファミリーみたいな感じ。
個性がいっぱいで、すごくおもしろいんです。
生徒さんたちを「わたしの自慢の娘たち」って思っています。
おかげさまで、いつもわたしは元気よ。

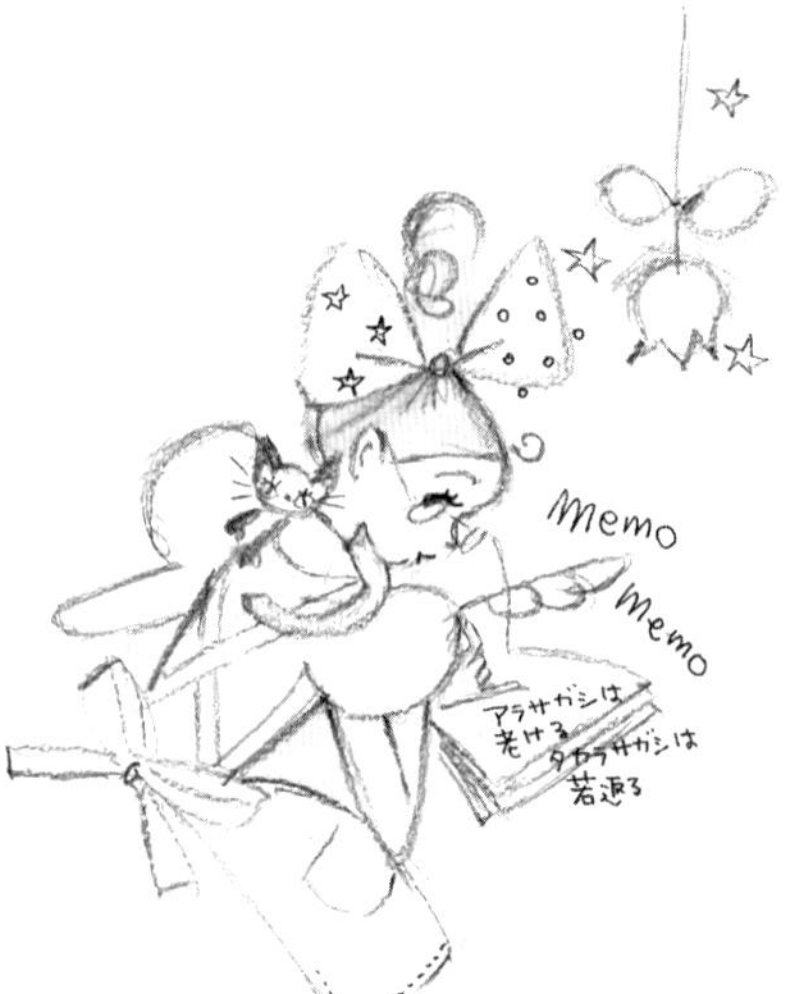
Memo
Memo
アラサガシは
老ける
タカラサガシは
若返る

絵日記健康法

絵日記を書くと、健康になりますよ。

これ、みなさん、効果を実感しています。

たくさんの人に絵日記を書いてほしいなと思っています。

わたしが絵日記を書きはじめたのは、小学校4年生のときなの。

わたしは小学生のとき、父の転勤で、4回も転校したんです。

友だちができてもすぐにお別れしてばかりでした。

そこで、日記帳を友だちがわりにして、「そしたらね」と話しかけるように書きはじめました。

そのときの正直な思いを絵を添えて書いていたら、すごく気持ちが安定して、寂しくなくなりました。

それ以来、絵日記はずっと続けているんです。

絵日記のつけ方は簡単。

日付を入れて、テーマを決めて、あとは自由に書くだけ。絵は落書き程度でも、抽象画みたいなものでもＯＫです。

楽しんでやってみてくださいね。

絵日記教室で教えていると、「絵がうまく描けません」とおっしゃるかたは、少なくありません。

でもじつは絵にうまい、下手はないと思うの。

絵本作家の荒井良二先生は、「考え込まないで、ぐにゃぐにゃした線1本でもいいので、まずは手を動かして描いてみて」とおっしゃいます。

すると、今描いたものから、次に描きたいもののヒントが出てくるんです。

『星の王子さま』の作者サン゠テグジュペリや『不思議の国のアリス』のルイス・キャロルも、落書き名人。街のカフェで思いつくまま描くことによって、ストーリーのヒントを集めていました。

自分の心に正直になって、無邪気に描いていたら、世界中の人から愛される物語が生まれたんです。


文章についても、自由に書いてみてください。

わたしはなんでもメモをします。

街中のカフェで聞こえてきたまわりの人の会話や、お友だちとの雑談のときに、忘れられない言葉に出あうことがあります。そんなときはすぐにメモ。ノートがなければ、レシートの裏にメモしたっていいんです。

レシートには日付も入っているので、いい記録になります。

家に帰ったら、いろんな紙に書いたメモを取り出して、とくに「すてきだな」と思ったものを日記帳に移すのです。

たまに日記帳を取り出して読んでみると、「こんなことを考えていたんだな」という発見があります。うれしいことなら心が温かくなるし、大変だったことなら「こんなことがあったけど、もう通り越したね、よかった」と思えます。つまり、絵日記は過去のものではなく、現役で役立つものなんです。あいまいだった気持ちが書くことではっきりしていき、整理することもできます。最近、わたしの周りでは同年代の友人、知人が亡くなることも増えてきました。

でも、その人のすごくすてきだった思い出を絵日記に残しておけば、その事実はいつまでも色あせないし、思い出すたびにすごくハッピーになれるんです。

だから、絵日記をつけないのはもったいない。

1日1回書くと、気持ちがスッキリしますし、カウンセラーやドクターに話さなくても、紙と鉛筆さえあれば、心も体もすっきりします。試してみてね。

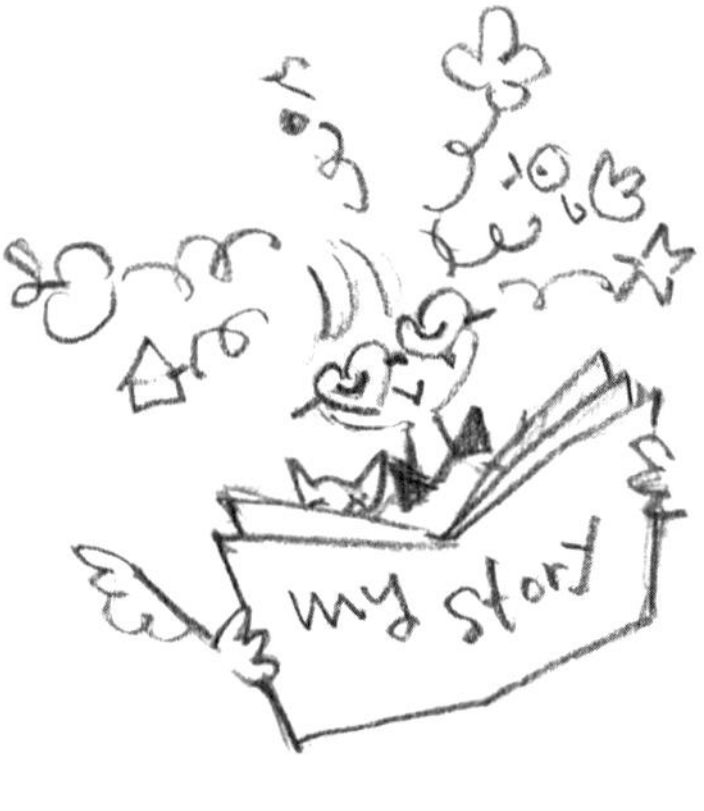

お仕事健康法

わたしが働いていた銀行の元同僚たちで、毎年、同窓会みたいなことをやるんですよ。

5月に会うんですね。1年に1度。

おしゃれな秘書室のお姉さんだった人たちでも、ものすごく老け込んだ人とか、いろいろな人が出てきます。

そのなかに、元はそうでもないのに、ものすごく健康的で若々しい人がいるの。

「○○さん、お元気そうね」っていったら、「誇りもなにもかも捨てて、宅配便の事務とか、ビルのお掃除とかをしてるの」っていうのよ。

えーって思ったんです。

ほかの人は、みんな優雅な奥様になってるんだけど、その人は、ユニフォームを着て、朝早くから清掃の仕事をしているわけよ。

でもね、その人、すごく元気なの。

若くなっちゃって、生き生きしていて、びっくりした。

プライドも捨てて、なにかのきっかけで、その仕事についたんだって。

でも、その仕事をはじめてみたら、楽しくて仕方がない。

見た目がぜんぜんちがっちゃって、本当に驚いたわ。

やっぱり、体を動かす仕事のほうがいいのかな。

お掃除の仕事だったら、きれいになって気分もよくなるしね。

よい運動になるしユニフォームもあってカッコいい。

雑役は脳トレ筋トレにｇｏｏｄ、保証します。

スースー健康法

朝、すっきりとスタートするには、とてもお気に入りの方法です。メンソレータムなどスースーする軟膏を、おでこと、こめかみに、ちょこっとすり込みます。足の指のつけ根にすり込むのもOK。たちまちお目々パッチリ。頭スッキリ。足元ルンルン。おすすめします。

「アート魂」健康法

友人のメールのなかに「アート魂でがんばって」という言葉があり、とても気に入りました。

〝アート魂〟、誰でもそんな魂を持てたら素敵ですね。

アートとしてみると、世間はじつにおもしろく、イキイキと表情たっぷりに起き上がってくるように感じられます。

あやつり人形健康法

バレリーナの熊川哲也さんがTVで楽しそうにおしゃべりしてらして、そのなかで、「バレリーナは音楽のあやつり人形ですから」という言葉がありました。なるほど。なんか、うきうきしてくる楽しい表現ですね。

一般人であるわたしたちも、音楽が聞こえたらあやつり人形になって、わくわく、ゆらゆら、踊ってみるのはどうでしょう。

私はもうやっています（笑）。

ステッキ健康法

はじめてロンドンに行ったとき、街を横切って、さっそうと歩く女性に見とれました。

紫色のマントのその人は、細いステッキをついて、風のように歩いています。

ステッキはお年寄りのもの、と思っていた日本人のわたし。こんなにおしゃれなステッキ姿に刺激を受けて、アンティーク店などでステッキを買うようになりました。

ためしに使ってみると、なんと!! どんな坂道もらくらくＯＫ。

なんだ早く使えば良かった、と思っています。

2

へんてこりんなひみつの健康法

針と糸健康法。

服のほころびをみつけたらニッコリ。

針に糸を通して、チクチクつくろうと、

とっても心が落ち着き、幸せな気分に。

ボタンがグラついたら、キリリと、とめつけましょっ。

こんな ささいな ことで、ほっこりできるなんて

気分て、ふしぎですネ!!

あっP.S.です!! お耳もみもみ健康法。
耳にはツボがいっぱい!!
指でもみもみ。ときどきひっぱる。
すると♨ 全身ポカポカくますヨ
ためしてみてみてね
みし

3

すっきり
こころの健康法

ストレスを消す人間関係トレーニング

人づきあいがストレスになる人が、すごく多いじゃない？

女の人なんか、お話ししてみると、たいてい対人関係で、ボシャボシャしてるんです。

けれど、ヘンテコなお友だちとか、意地悪な人とのつきあいって、逃げまくっていても、なかなか逃げ切れるものじゃないんですね。

みんな仲のいい人ばかりとは限らない。

なんとなく虫が好かないっていうか、相性の悪い人がいたりするのね。

そういう話はしょっちゅう聞くんです。

チャップリンだったかだれだったかわからないけれど、「わたしは嫌いな人に会ったことがない」っていった人がいるらしいの。

そんなことありえないって思ったんです。

けれど、ちょっと考えてみたら、嫌いな人に会ったとしても、どんなふうにすると嫌われるかってていうことを、その人が教えてくれる、その人はありがたい存在だ、というふうに解釈できる。

嫌いな人もモデルになるっていうのかな。

それから、感じの悪い人に会った場合は、そういう人への抗体ができるのね。

優しい人とばかりつきあっていると、対人関係の免疫力が落ちるっていう話があるんですよ。そういうふうに考えるといいんじゃないかしら。

選択性難聴で聞こえないふり

退屈な人と、どうしてもお話をしなきゃいけないってことがありますよね。

わたしの知りあいにも、昔の同じじまん話ばっかり、毎回もう１００回くらいはしている人がいるんですよ。

だけど、そういう人から逃げ回っていてもしょうがない。

そういうときには、選択制難聴を使うの。聞いていても、別のことを考えるわけよ。

ちょっと内容がちがうんだけど、ある兵隊が捕虜になって、長時間歩かされていたとき、その人だけ目がキラキラして楽しそうだったんだって。

あとから別の兵隊が、「あのとき、どうして楽しそうだったんですか？」って聞いたら、「手品のアイデアを考えてたんですよ」って。

これも一種の選択制難聴かもね。

それと、もうひとつ方法があるの。

退屈な人とつきあうときは、「あらほんと？　あははは、そうなの？」とか、「えー、知らなかった」とか、ちょっとオーバーに反応して、表情筋の体操をするのね。

退屈な人に退屈な顔をしてると、共倒れになっちゃう。まあいいかって思って、表情筋を動かす。

これって、プロもやってるみたいなの。

プロの声優の人が、すごく苦手そうな人としゃべってるのを、遠くで見たことがあるのね。

とても表情たっぷりに話してるから、そのときは「なんだ、調子いいな」と思ったけれど、あれはトレーニングをしてたんだと、あとから思ったの。

わたしたちも、表情筋のトレーニングだと思えばいいのよ。

耳でその人の話を聞きながら頭であれこれアイデアを練りつつ、ときどき「なるほど」と、ニッコリうなずくの。

ひとりごとは孤独解消法

「神様とお話しする」って聞いたら、宗教を強く感じるわよね。

でも、何々教とかに関係なく、自分がイメージする漠然とした神様を想定するの。

そして、「ねえ神様、○○なんですけれど、どう思いますか？」って、ストレスなんかを相談する。

これって、いいんじゃないかなと思う。

『屋根の上のヴァイオリン弾き』っていうお芝居があって、日生劇場で観たんだけど、そこのお百姓のおじさまは、なにかにつけて空を見て、「神様、どう思います？」って。

家族に問題が起きたら、「こんなことになっちゃいました、神様」っていうふうに、日常的に神様とお話しするんですよ。

昔、モロッコを旅したときに、砂漠にテントを張って、ひとりで骨董品を売っている青年がいました。

まわりにだれもお客さんがいない砂漠で、テントがハタハタッて風に揺れてて。

「こんなところで、ひとりぼっちで、あんな仕事をしていて、寂しくないんでしょうか？」って、ガイドのおじさんに聞いたの。

そうしたら、「大丈夫です。彼は神様とお話ししてるから、寂しくありません」って、あっさりと。

ああそうなんだと思って彼の顔を見たら、本当に満ちたりたとても美しい表情をしていたわ。

神様とお話しするっていうと大げさかもしれないけれど、昔からおばあさんは、ひとりごとをいったりするじゃない？

「あらま。びっくり。どうしましょう」とかね。

それを「神様」に話していると思えばいいのかもね。どこかで見ててくれると思ったりして。

何々教とかに関係なく、「神様よろしく」みたいな。

そうしたら、ストレスもずいぶん軽くなるんじゃないかしら。

86歳の少女です

わたしは２０２４年の2月に86歳になります。

この本がでるときにはまだ85歳なんです。

でもこの本がでてみなさんが手にとられるときはちょうど86歳かな、と思って
タイトルをつけました。
85歳と86歳になにかちがいがあるのか、
といわれればとくになにもありません。
一つだけ年をとったことでしょうか。
そうして毎年ひとつずつ年をとっていくのですよね。
少女だった季節からいつのまにかおばあさんと呼ばれる年齢になり
もうすぐ86歳になります。
でも、まだ86歳。
105歳とかのひとからみたら少女になりますよね。

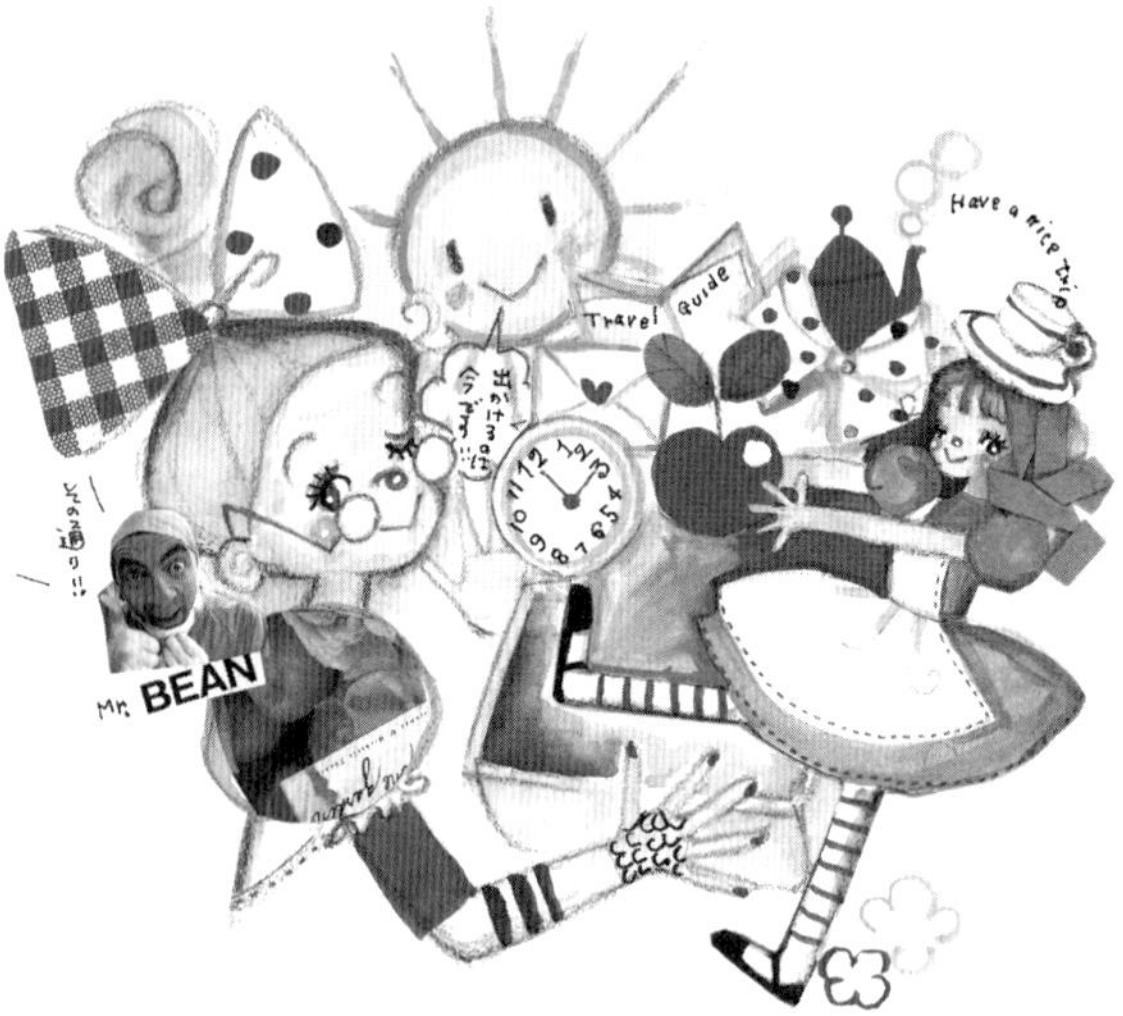
Have a nice Trip
Travel Guide
出かけるのは
今です!!
その通り!!
Mr. BEAN

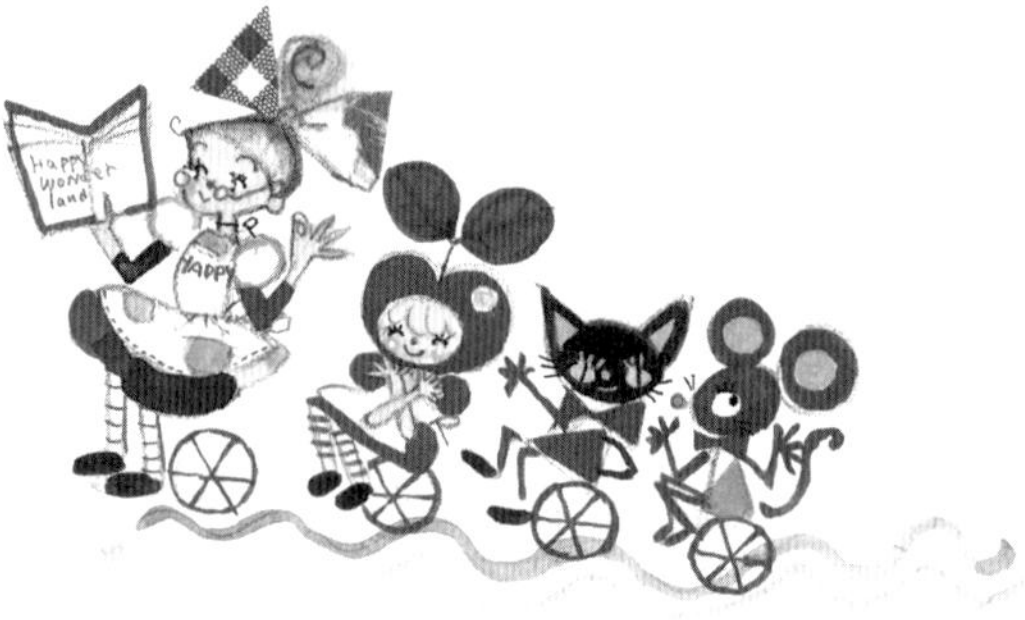
Happy wonder land
HAPPY

死ぬことは気にしません

死ぬことについて、よく聞かれたりするんです。

けれどわたし、準備とか本当にしていなくて。いいかげんっていうのかな。

死ぬことについてはだれにもわからないし、予定どおりにはいかないと思うんですよね。

だから、生きているあいだに、いろんなことに感謝しながら、おもしろがって精一杯生きていく。そうしていたら、悔いがないというか死ぬのは怖くなくなるんじゃないかと思います。

みんな、死ぬのが怖いって、決め過ぎているのかなと思うの。

死ぬときが来たら来たで、それを受け止めて、「まあゆっくり眠れるかな、それはそれでいいや、素敵」なんて思ったりする。

とにかく、死んだらどうなるかわかんない。

もしかして、魂とかそういうものがあるんだったら、生きている人を、ふわふわ浮きながら見物しちゃう。

「がんばってるー？」なんて、耳元でいったりして。

「こんにちは」っていったり、いろいろイタズラして、楽しく過ごそうかな。

「お墓のなかからボンジュール」っていうのもいいじゃん。

これ、けっこう女の人にウケるんですよ。おもしろいって。

「お墓のなかからボンジュール」

死んだのに生きているみたいじゃない？

男の人が聞くとちょっと不気味かもしれないわね。

ところがね、意外とこの話って女性にウケるの。

お墓から起きあがるってところがおもしろいのよね。

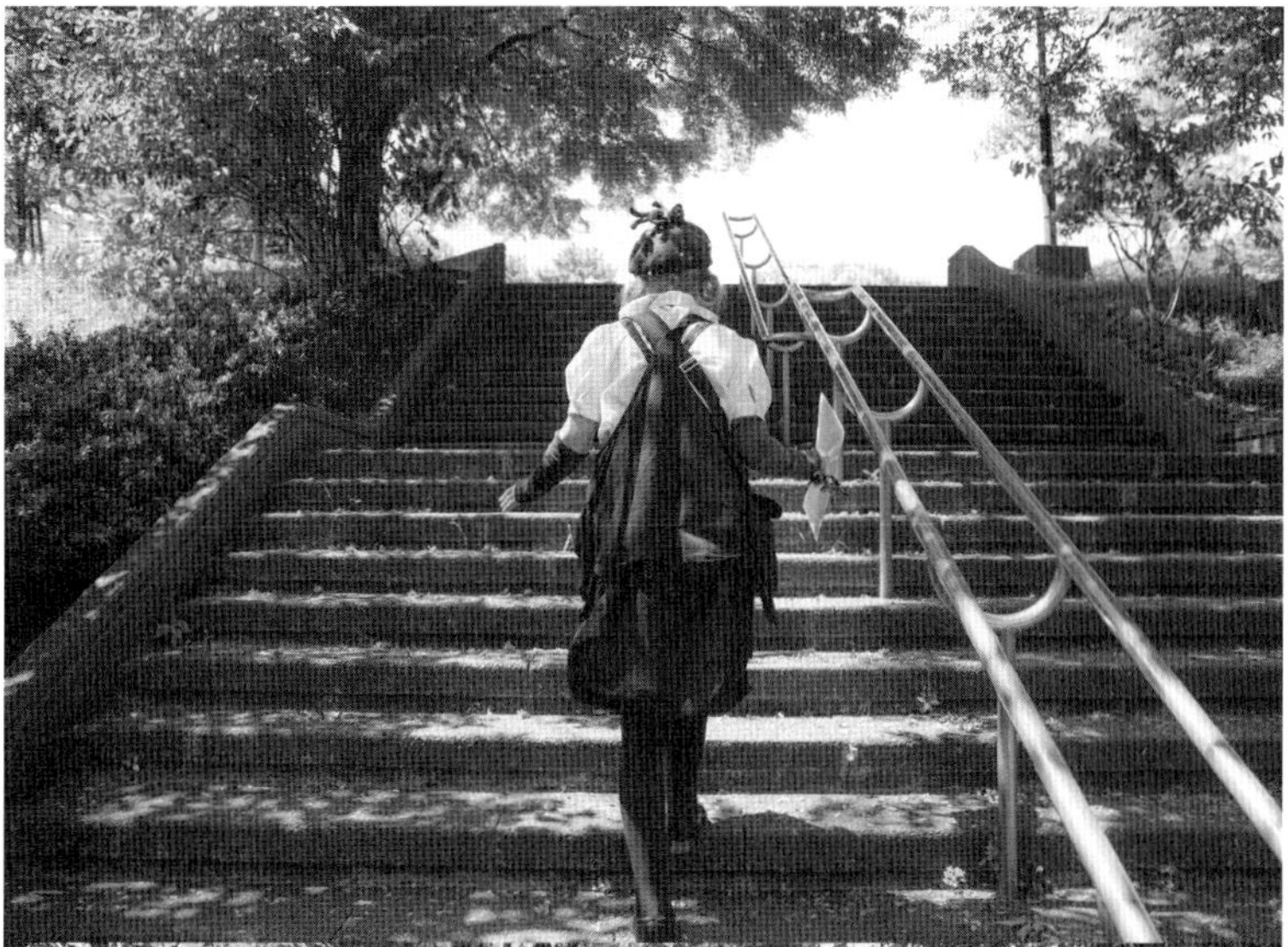

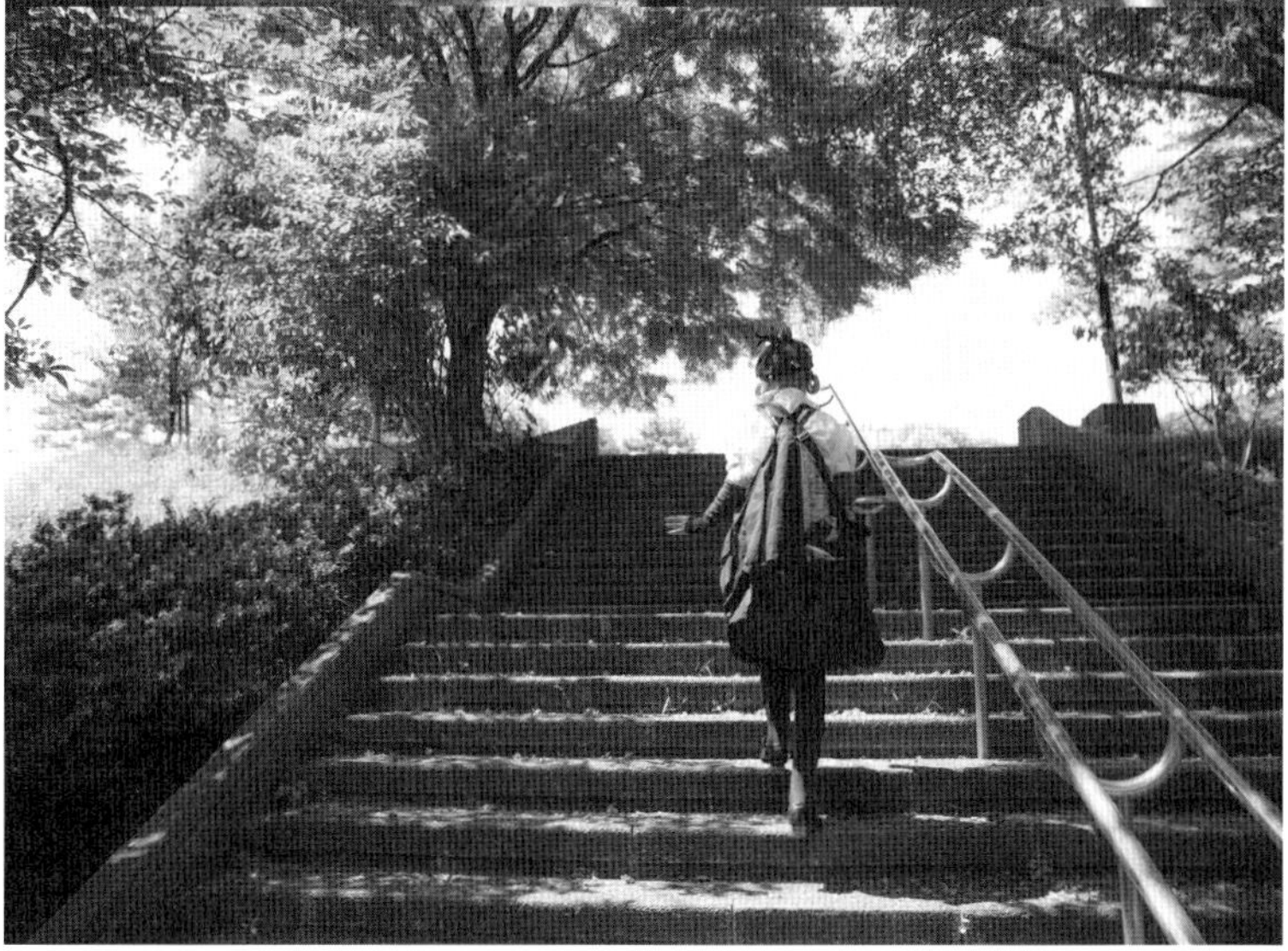

階段をどんどんのぼっていきます。
いったいどこにいくのかしら。この上になにがあるのかしら。
うっすら汗をかきましたよ。

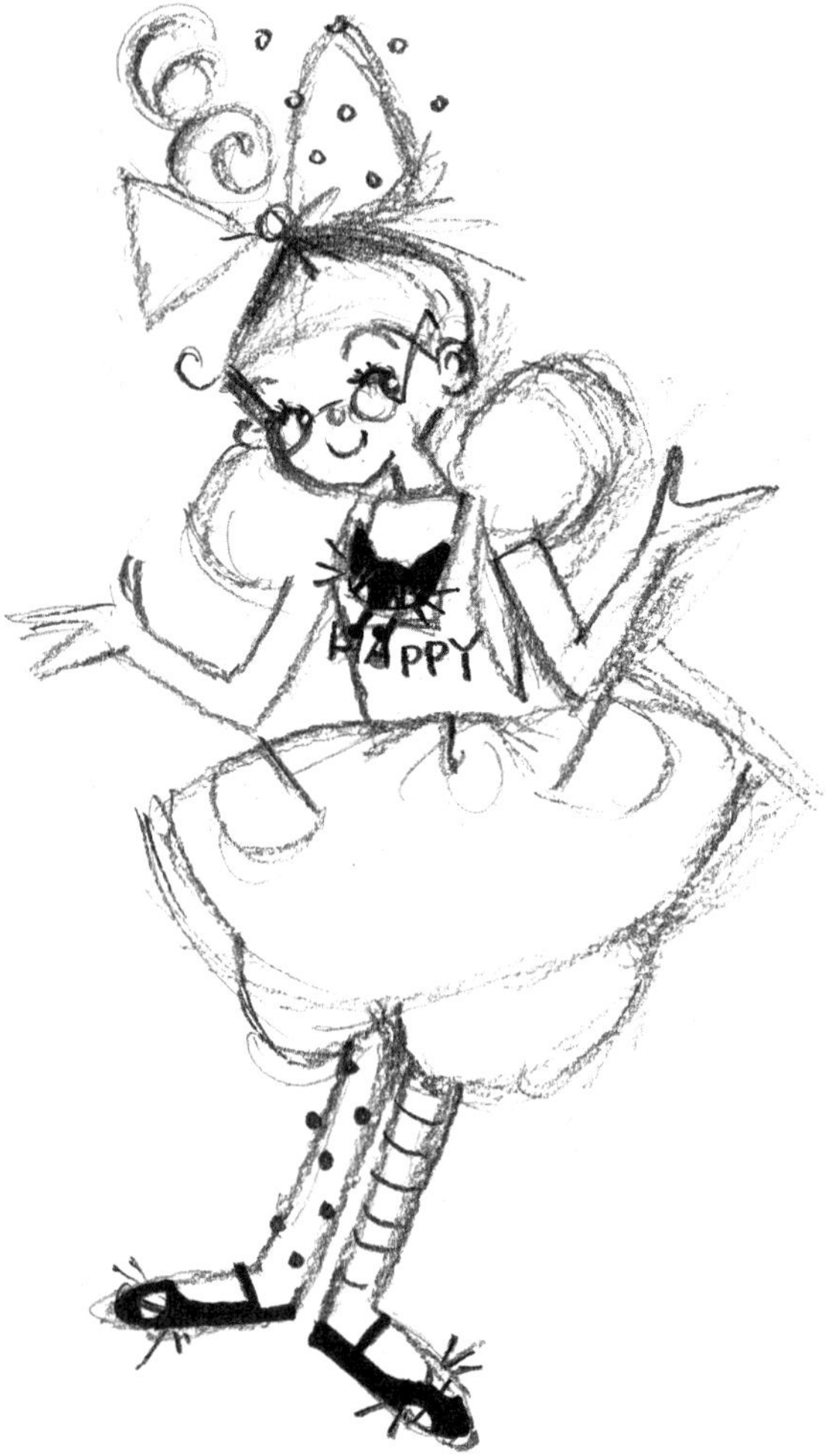
HAPPY

4

食べるだけ健康法

長生きをする食べ物ってなに？

健康で長生きする食べ物はなにって、世間で話題になったりしていますよね。

わたしに関しては、とにかく粗食。

本当に贅沢なんかしていないんです。

ステーキだ、赤ワインだとか、そういうんじゃなくて、干物を炙って、玄米のご飯とお吸い物とかを食べる。

それと、コンビニのものも食べたりするの。

たとえば、カマンベールチーズ、サバの塩焼き、かまぼこ、しば漬けみたいなお漬物。それに、ゆであずきの缶詰、オリーブオイル、バニラアイスクリーム。

あとは、ミミガー。細かく切ったおつまみみたいなものがすごく好きなの。

それと、ミックスナッツ。クルミやアーモンドみたいなものが好きで、必ず買います。
あと、バナナ、リンゴ、卵、キャベツや大根の千切り。
おにぎりは買わない。うちでご飯を炊いて作るから。
飲み物は、たまに缶ビールを買うかな。
ほかのお酒はうちにあるので買わないわね。
「5時を過ぎたらお酒を飲む」っていってるので、お酒はけっこういただくのよ。
届けてくれる宅配便の人に、いつも恐縮しているの。
「田村さん、お荷物でーす、お酒でーす」
一升瓶なんか届いちゃって恐縮です。

腹六分目がいい

粗食で量を食べない人は健康だって、みんないいますよね。
昔から、腹八分目がいいって。
わたしはだいたいたい腹六分目ぐらいでしょうか。
とにかく食べ過ぎないようにする。
食べ過ぎると、胃が働き続けて、くたびれるんですよね。
少なめに食べる。
そして、お坊さんみたいだけど、感謝する気持ちで食べる。
「おいしい、おいしい」って思って食べる。
これはちょっと嫌だとか、クレームをつけていると体に悪い。

なんでも「おいしい、おいしい」って。
「ごちそうさま！」みたいな心がけもいいと思います。

惣菜と手料理はミックスする

スーパーのお惣菜って、よく工夫していておいしいですよね。

たまにはそういうものをおかずに加えて、エンジョイするのもいいと思うの。

だけど、できることなら、お野菜を洗ったりして自分で作って、そこにアクセントとしておいしいものを入れる。

たしかに、添加物などの問題があるけれど、気にしたらキリがないんですよね。メーカーの良心を信じます。

そういうお惣菜と自分が作ったものをミックスする。

そんなメニューを考えたらいいと思うわ。

4
食べるだけ健康法

気にしないで食べる

わたしも、カップヌードルを食べたことがあります。

自宅じゃなくて、イベントで。

おいしくて、よくできてるって感動したんです。

海外に旅行に行くときに、マツタケのお吸物とか、そういうのをもらったりするの。

ホテルで飲んだら、おいしくて感動しちゃって。

日本人ってすごいなって。

でも、成分を見ると、添加物が混じっていたりする。そんなときは、ちょっとだけがっかりしちゃうけれど。

外でお食事をしても、「これにはあれが入ってる、これにはあれが入ってる」って気にする人がいますよね。

あまり気にすると、かえって体に悪いと思う。

おつまみとか、「これおいしいわね」っていうと、「うわー、やだ、これはなんとかの味がする」って。カタカナの「なんとか」の味。

そこまで我慢して食べることはないわね。

おいしくて大好きならいいんじゃない？

それをサポートするように、おうちで、素朴なきんぴらとかを作って食べればいいのよ。煮物とかね。

わたしは、外ではそこまで気にして食べていないわ。おいしく食べるということが重要だと思うのよ。

用心することは大事だけど、それに夢中になっちゃうと、まいっちゃう。

ピリピリしてチェックしまくると栄養もにげちゃう。

玉ねぎは万能薬

わたしは昔から、ケミカルなものはあんまり飲まないのね。

でも、おねぎ類って、目にいいとかいわれていますよね。ポリフェノールがどうとか、ブルーベリーがおしゃれとかいうけど、おねぎ類は本当にいいみたい。

昔の人がいったような、「あれがいい、これがいい」っていうものをときどき思い出すんですよ。そうすると、玉ねぎは目にいいと。

わたしって、玉ねぎが大好きなの。毎日食べてる。

玉ねぎは、生でサラダに入れてもおいしいし、炒めてオムレツに入れてもおいしいし、揚げて天ぷらにしてもおいしいし。玉ねぎは本当に働き者。

長ねぎも好きよ。白いところもグリーンのところも栄養がある。

目が疲れたときに、ねぎとかミカンの皮、レモンとか柚子の皮、ああいうものの匂いを嗅ぐと、アロマセラピーっていっちゃ大袈裟だけど、なんか本当に、鼻からおでこから、目までも、すごくいいいと思うの。

民間療法って暗示じゃない？　これがいいと思えばいいわけ。効いちゃうから。

昔から柑橘類は、もう本当に鼻から喉、それから脳にもいいって。

生姜とかニンニクとか、なんでもいいものばっかり。

効くと思うと効く。お金をかけなくても、ヘルシーなものはいっぱいあるわね。

八百屋さんに行ったらうっとりしちゃう。

なにを見てもお薬よ。

だから、八百屋さんのご主人にわたしが、「わー、玉ねぎください！　わー、生姜もください！」なんていうでしょ？　安くてこんなに買って500円みたいな。そうするとお薬がいらないんですよ。

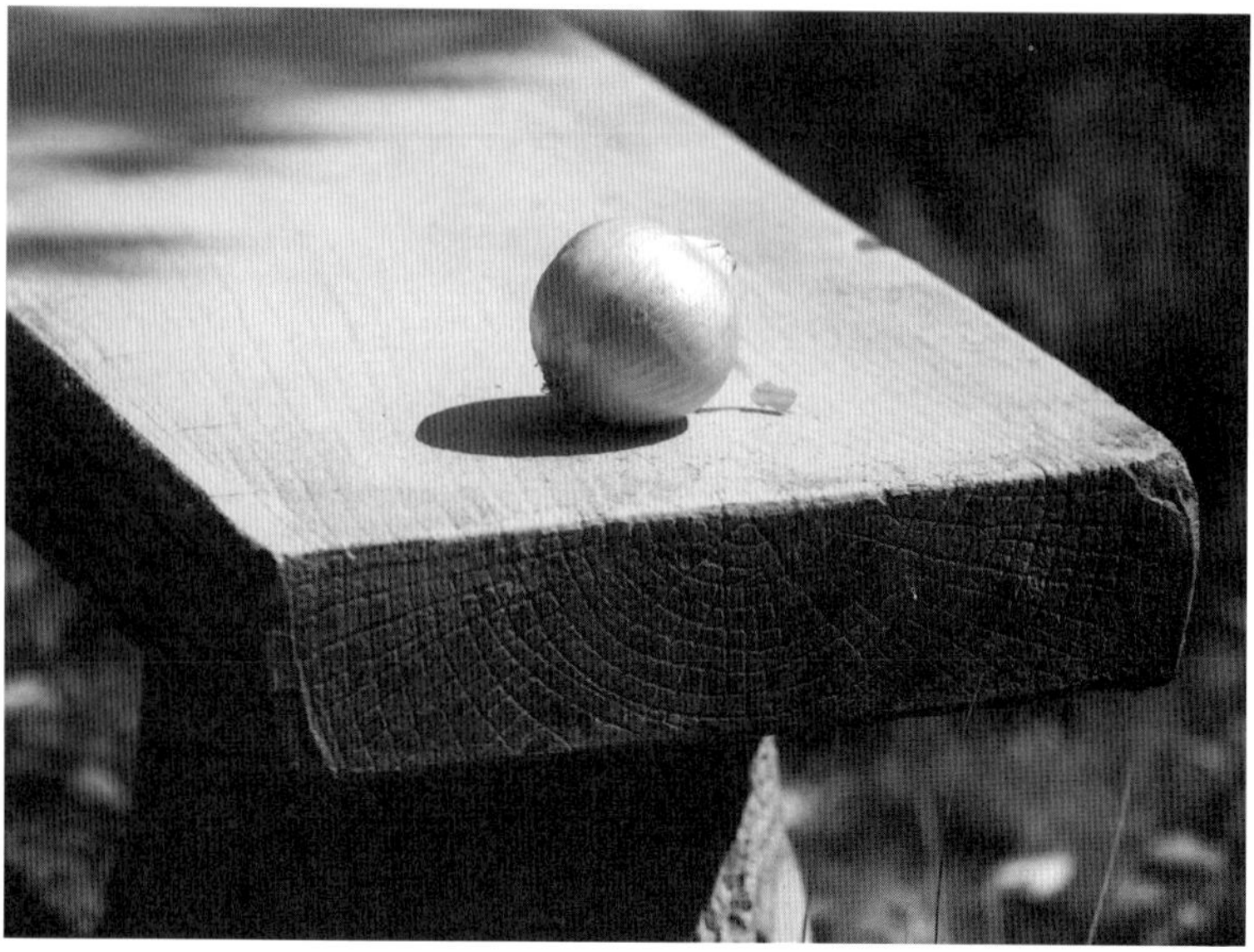

玉ねぎが大好きなんですよ、わたし。ころころ。

庭にあるものだって、好きなものをとったりするの。

フキの葉っぱだって、ちょっと湯がいて、みりんとお醤油で煮たりするんですよ、佃煮みたいに。

ただおいしいから食べるんじゃなくて、「これがもうすばらしいの。ビタミンが豊富なの」って自分にいい聞かせるんです。そうすると効きますよね。

暗示にかけるっていうのかしら。

野草とか、もともと好きなんですよ。ヨモギとか、ああいうそこらへんに生えているものが好き。

タンポポの葉っぱもサラダにまぜます。パリジェンヌみたいね。

ドクダミの葉っぱもすごい効能がありますね。普通は干して、お茶にするじゃない？　だけど生をかじったりしても、すごく清々しいの。

いっぱい食べちゃだめで、なんでもちょこっと。それでもすごくすばらしい。

アクがあるものでも、あまり気にしない。

ヨモギなんかも1回湯がけばいいの。

お金のかからない花を食べる

わたし、お金のかからない健康法って得意なんです。

道を歩けば、お薬が呼びかけるんだから。

原宿だって、ドクダミや山の花が生えているのね。歩きながらチョンッて摘んで、ポッケに入れて、うちに持って帰るの。

そして、サラダのなかにちょっと混ぜたりして食べると、生でもすごい薬効があるんです。

これって、自分で勉強したわけではないのよ。

疎開したときに、近所の大人がしていたことを真似た、みたいな。

渋柿の皮をむいたら、普通は捨てるのに、干してカリカリにして、それがキャラメルの代わり。もぐもぐもぐもぐ。すごく甘いんですよ。

普通、干し柿の皮なんて捨てるじゃない？　ところが日光に当てると、ビタミンDはあるしBもあるしで、すばらしいの。

それをもぐもぐ食べるんだけど、子どもはぜんぜん嫌じゃないの。「おいしい！」って食べるわけ。

そこに母が、「これはキャラメルの代わりよ」なんていうから、「へー、そうなんだ」って。

身のまわりに、栄養になるものばかりあったのね。

今思えば、そのころの食事って、オーガニックで、おしゃれといってもいいくらい。そのときの食べ物が、いろいろと健康につながってる感じですね。

だから、経済的には貧しい時代だったのに、内容はけっこう豊かだったのかなって思って、ひそかにご機嫌なんです。

そのころのおかげで、今元気なんだと思うんですね。

万能オムレツは栄養たっぷり

わたしの朝食はアドリブなの。決まったメニューなんてないのよ。

毎朝キッチンにあるものを食べる。

いただきもののケーキとか、クッキーとか、おせんべいとか。

それを主食にするときもあるし、ちゃんと玄米のご飯を炊いて、おむすびにして冷凍にしていたりもするんですよ、真面目にね。

それをお粥のようにしてみたりもします。

それを玉ねぎと炒めて、ナッツを入れて、卵でとじて、変わったオムレツを作ったりもする。

トッピングはグリーンのパセリとか、お野菜がないときにはお抹茶をバーッと

いろんな種類の花や草がいっぱい。花や草木が呼びかけます。

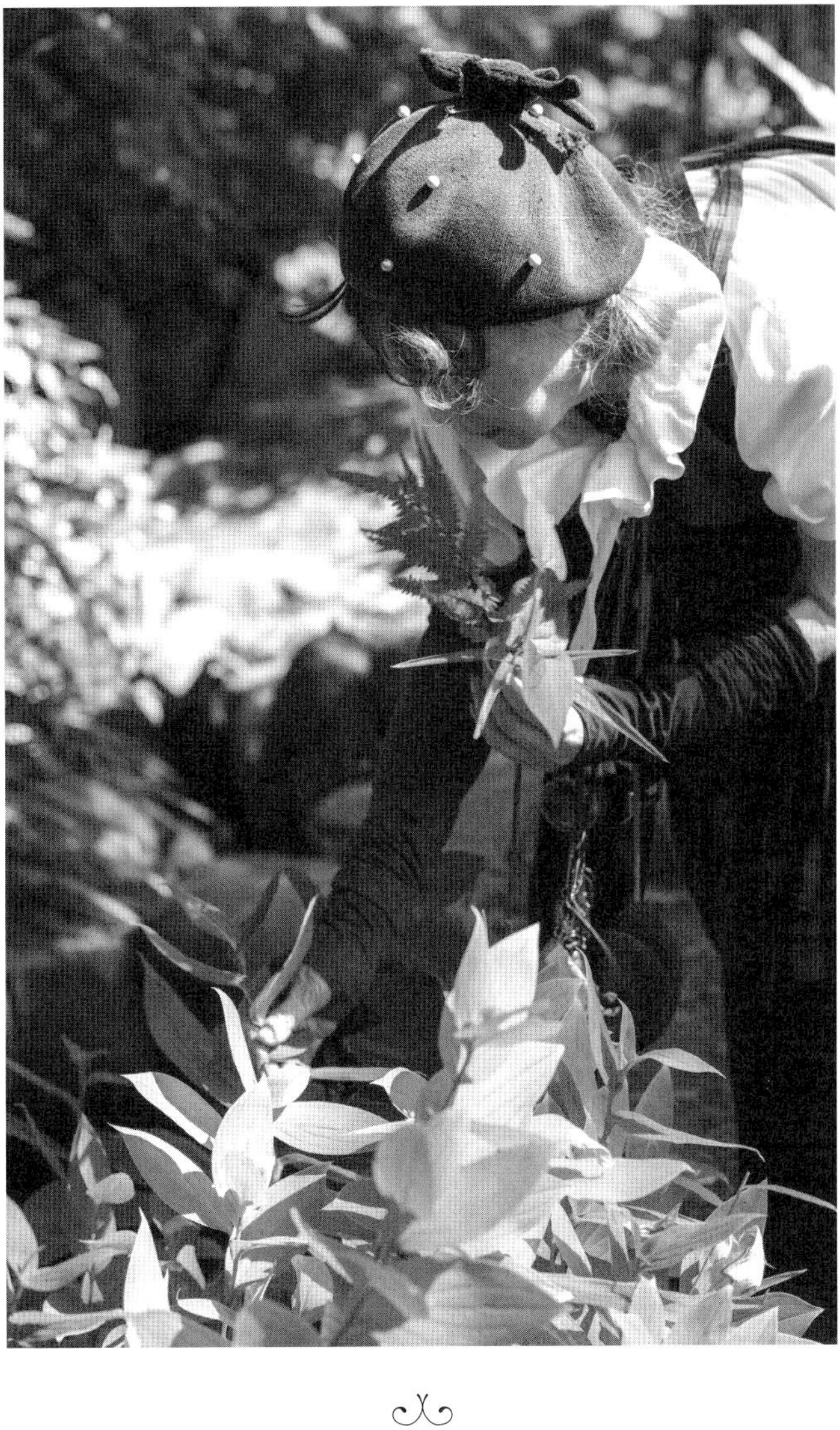

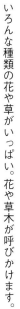

かけたりする。「ビタミンCよ」って勝手に納得して。

毎日気まぐれっていうか、そこにあるものを使うの。分量も決まってなくて。それに加えて、リンゴのひと切れとか、バナナの端っことか、そういうのを食べる。

寄せ集めっていうのかなあ。

一番好きなのがホテルのバイキング。あっちこっち、ちょこちょこと、いろいろなものをお皿にとって食べる。ワンプレート大好き。あれが一番性格に合っているわ。

ああいう食事だったら、旅行先でもすごくうれしい。

飲み物も、コーヒー、紅茶、日本茶を先に淹れちゃって、気が向いたものをちょこちょこ飲むの。

ひとり暮らしだから、それで文句をいわれたり笑われたりしない、自分ひとりでやってるからね。

食べ終えたら、「今朝もすごくおいしかった。しかも栄養たっぷり」っていって絶賛するの。

「はい、ごちそうさま」ニコッ。

東北の人からお味噌をもらったら、いろいろとアレンジします。スープに入れたりとかね。

それから、ジャコとか、ふりかけとか、けっこういただきものがあるんですね。それをトッピングしたり。

ハチミツも大好きよ。ハチミツが必要ないようなお料理の上に、ちょっと垂らしたりします。おままごとみたいね。

夕方5時を過ぎたら、ちょびっとお酒を飲みます。量は飲まないんですけど、気分転換にとてもいい。すごくわたしの体質に合ってると思う。

とても大変なときでも、ちょっと時計を見て5時を過ぎていたら、「あー、OK」って思って、とりあえず一口飲みます。そうしたら、もうニコニコしちゃう。

クルミとか果物とか、小魚とか乾きものとか、あるものをおつまみにしています。

お酒も健康的にたしなみましょう

お酒はなんでも好き。

日本酒でもビールでもワインでも、お酒類は全部好きよ。

でも、たくさんは飲まないわ。たしなむ程度。ワインだったら3杯くらい。

健康法って、やっぱり暗示ですよね。

お酒って百薬の長というから、「お酒を飲める体質でよかったね、はい」って感じで飲んでる。

だけど、5時を過ぎたら、自宅にいるときでも仕事の途中でも、「5時を過ぎた！」って気持ちになるの。

それで、いただきものの日本酒を、お燗をしないで冷やで二口くらい飲んだら、すっかりいい気分になって（笑）。

まあ締め切りは明日早く起きればいいしって、すごくおおらかになるのよ。それで、パスポートとか、大事なものをわりとなくすんですよ。出てこないんだけど（笑）。

それでも、「大地震とか水害で、流されちゃうおうちなんていっぱいあるんだから。そうしたら、お通帳とか、どんなものだってなくなっちゃうんだから」とか思っちゃうの。

「そういうふうに思えば、どうってことないわよ」って、お酒を飲むとそうなるの。体が無事でよかったね、みたいに。

思い返せば、二十歳を過ぎて、60年以上、ずっと飲んできたわね。

おもしろい話があるの。

アメリカなんかに行ったりすると、日本人って若く見えるでしょ？　だから、レストランに行っても、パブに行っても、「Are you 20 over ?」、二十歳を過ぎてますか、って聞かれるのよ。

ホテルのバーなんかだと、「パスポートを見せてください」って。

子どもがお酒を注文してるって思われたんじゃない？

それでパスポートを見せると、今度はスタッフがむこうの隅から、みんなでじっと見てるの。

ミニスカートのぶりっ子が、すげえ年だって（笑）。

まあでも、大人になってお酒が飲めるっていうのはラッキーだなって思うわ。

自分の体質にあったものを食べます

わたし、お酒は飲むけれど、タバコは吸わないんです。

昔、おしゃれで吸う真似事をしたことはありますが、百害あって一利なしって親にいわれてやめました。

タバコはね、わたしが若いころは、〝動くアクセサリー〟といって、もうみんな、女優さんでも吸ったんです。

おしゃれな映画はみんな、私立探偵でもだれでも、くわえタバコでした。

大人になったらタバコ、っていう感じがありましたけれど、急にタバコはいけないってことになっちゃって。

今はどこでも禁煙ばかりじゃない？　変わるわよね、世のなかって。

逆らうわけじゃないんだけど、中国のおじいさんとかが、90歳、100歳になっても、ぷうーなんてキセルでタバコを吸ってる姿って、風流でいいじゃない？

だから、体質に合っていれば、一概に、いい・悪い、なんていえないと思う。

個人差があるもの。

なにを食べたらガンになるとか、いろいろというけれど、10人いたら10人とも体質がちがうんだからね。

年をとったらお肉と赤ワインがいいとかいうけれど、やっぱりそれは人によりけり。

わたしは、あまりお肉は積極的にはいただかないわ。お魚の干物とか、そういうもののほうが好きね。

4

食べるだけ健康法

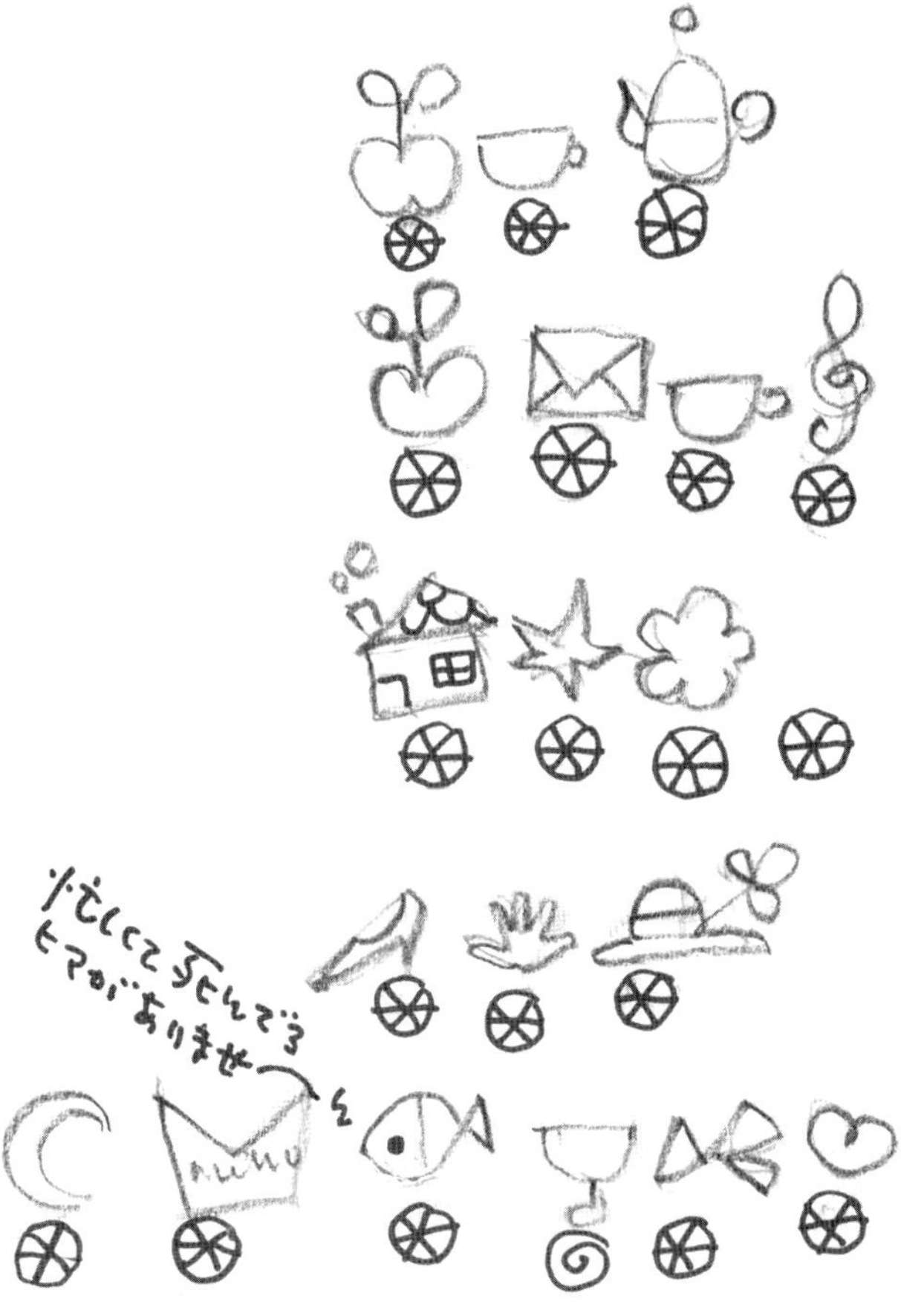

5

イキイキ健康暮らし

ジムに行くより散歩をします

わたし、プールにもジムにも行ってない。

うちの近所に、おしゃれなジムとかいっぱいあって、すごく素敵な写真、スマートな女の人の写真が貼ってあったりするの。いいなーって思うわ。目の保養になるのね。

でも、自分では行かない。暗示にかけて、行ったつもりになる。

そういうところに行きたい人は、行ったらいいと思う。

ただ、なんとなく不自然さを感じちゃう。

ふだんの暮らしのなかで、自分に都合のいいタイミングで散歩をしたりする。

マイペースが一番いい。無理をしない。

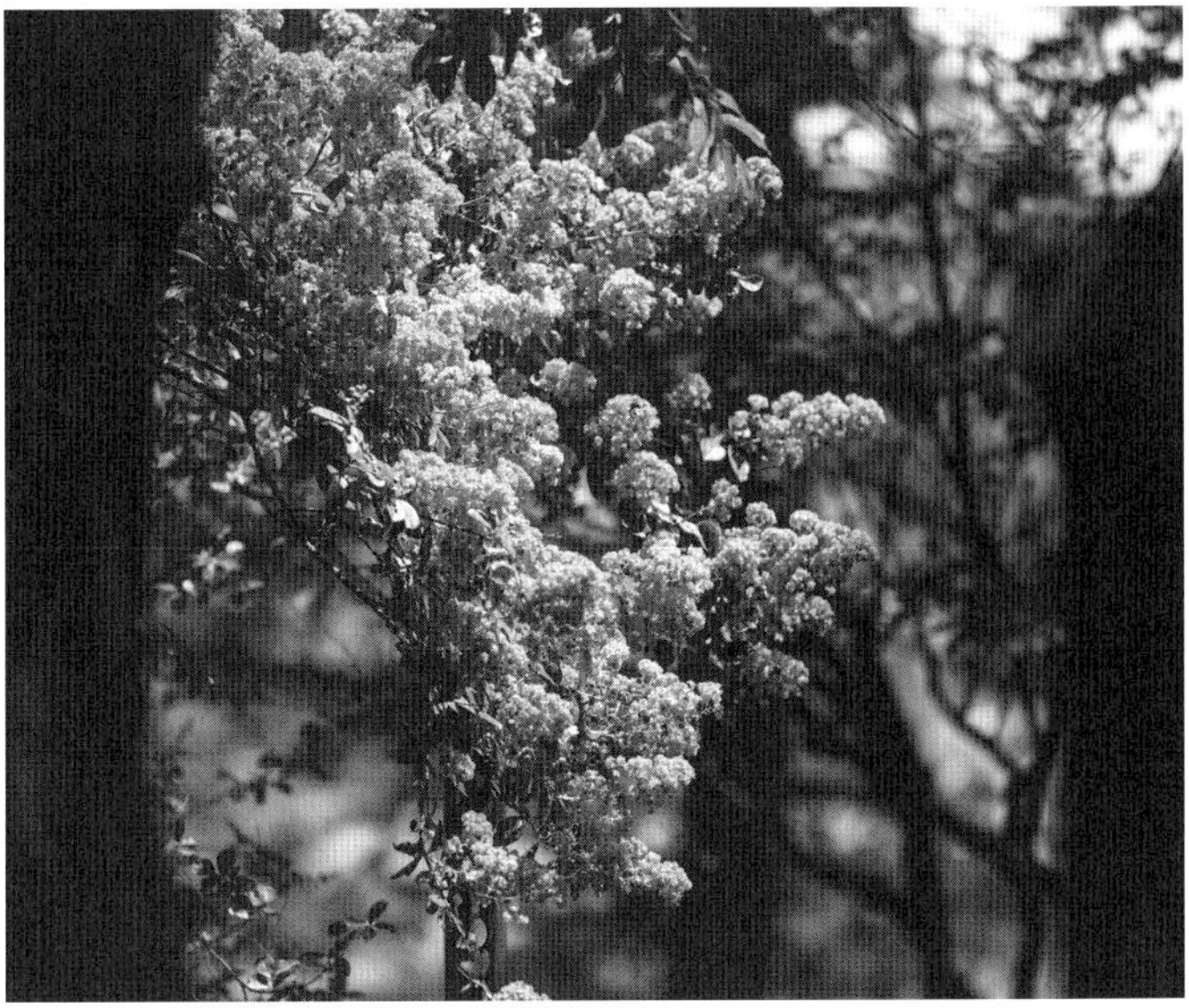

散歩しているとたくさんの発見があります。
花が満開です。まあきれい！

テレビなんかでアスリートの姿を見ますよね。野球の選手とか、フィギュアスケートの選手とか。

目から入る情報で、「ああそうだ、ああやって背筋を伸ばすといいんだ」とか思う。目に入ったそういうものを参考にしています。

山に行くとリフレッシュします

山登りがしたい。すごくしたい。

長野県の上諏訪のほうに、昔から知って

いる山小屋があって、毎年ちょこっと行くんです。

でも、それって登るほどじゃないんです。山は登らずに見るだけでね。青い山に雲とか霧がかかって、それが動いているのを見ただけで、すごくときめくじゃない？

「うわーすごい、山が息をしてる、生きてるんだ」って感激します。

土地の人に、「すごかったですよ！　山から湯気が出てたの！」っていったら、「いつもですよ」って、あっさりいわれちゃったけど（笑）。

海もそうね。行かなきゃわかんないから行ったら、本当に波がいつも寄せては返しているのね。

「うわー、生きてる」

すごいって思うけど、地元の人は、「海ってそうですよ。毎日そうです」って。その人たちにとっては普通のことなんだけど、東京の街なかにいる人は、山とか海に恵まれていないから、行ったときはすごくフレッシュだわ。

5
イキイキ健康暮らし

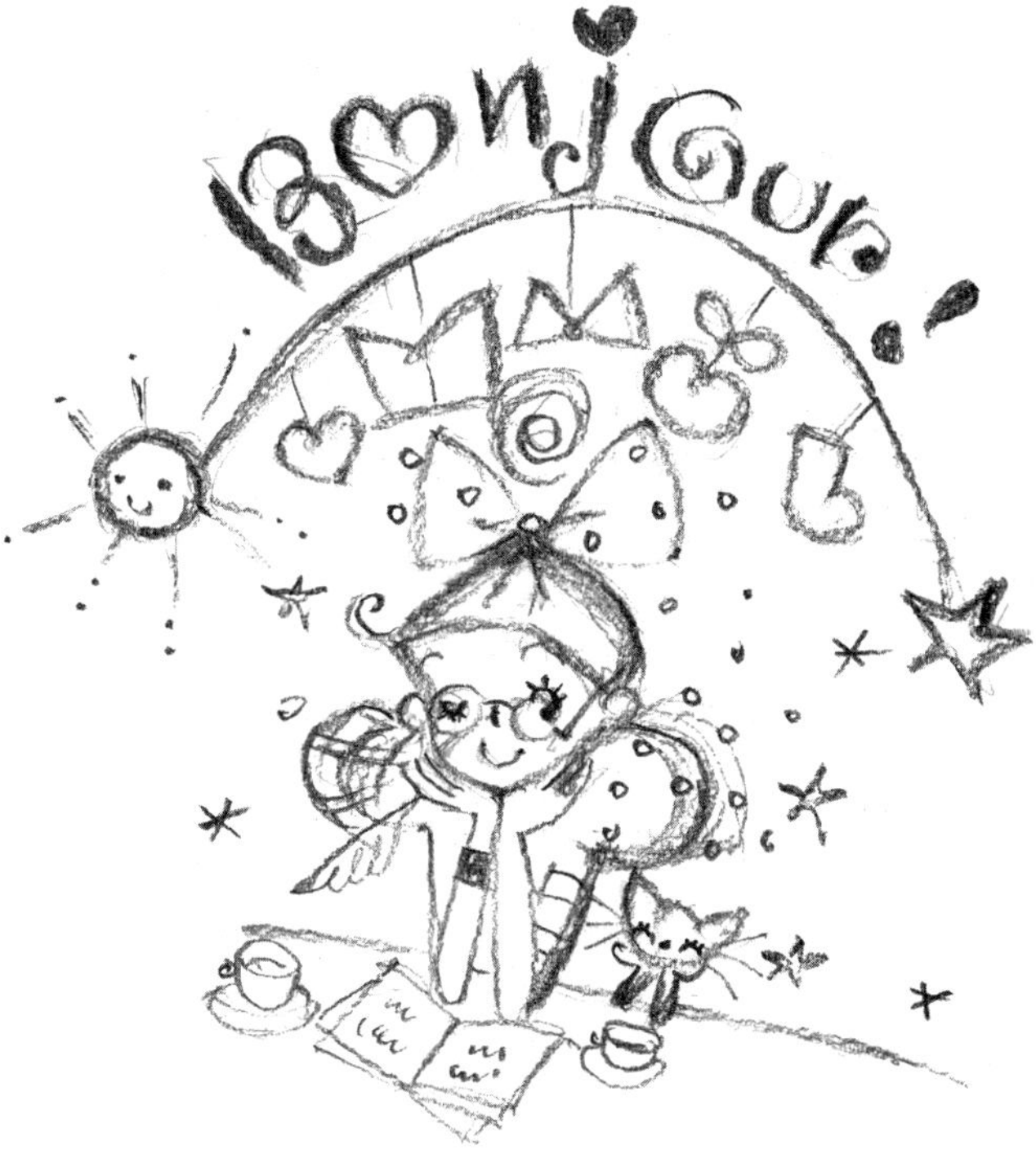

こまめに動きます

ぎっくり腰になったとき、さすがにやばいと思ったんですよ。

針灸の先生とか、いろいろまわったんだけど、神戸のあるおばさまからアドバイスをもらったの。

「こまめに動いてください」って。

それが一番効いたのよ。

「大事にして寝ていたら、寝たきりになっちゃう」っていわれたわ。

とにかく動くことだって。

最近は、若い子たちが腰が痛くなったりするんですってね。

肩がこるとか、腱鞘炎になったとか、けっこう若い子がいうよね。

高校生でも、スマホとか見てるから肩がこっちゃうんだって。

なんでも自分でやります

わたしはなんでも自分ひとりでやるんです。
もちろんひとり暮らしだからそうなんですけど。
毎日の食事や掃除や洗濯もだれか人の手をかりずに自分でやっています。
家事も自分でやるのがいいのよね。
わたしは洗濯機はお休みなので服はみんな手で洗うんですよ。
シーツや布団なんかの大きなものはお風呂につけて踏み洗いしていますよ。
ワイン作りみたい、わあ風流だわと踏みながら楽しんでいます。
これがじつは足腰も鍛えられて一石二鳥なんです。

ジムにも行かなくていいですしストレッチできますよ。
家事を自分でやるのはお金を使わない脳トレ、筋トレになるんですよ。
そのかいあってとても健康で保険証を使う機会がありません。

正しい姿勢と呼吸が大事です

健康で気をつけているのは正しい姿勢と呼吸ですよね。
息をしながら家事をしたり好きな曲を歌ったり。

可愛いとハードボイルドを持っていれば怖くない

わたしって、よく歩くんです。

パソコンができなかったりするから、郵便局に行かなくちゃいけないわけ。レターパックを出しに行くとか。

今の人から見たら、無駄なことをやらなくちゃいけないのね。

アシスタントもいないし、自分でなんでもやらないといけないわけ。

だから、郵便局とかコンビニとか、必要に迫られて歩いていくんだけど、そのとき自分で、「これは体にいいのよ」って、自分を説得しているのね。

アドバイザーというかお医者さんというか、そういう人が一緒に暮らしてるみたいな感じなの。

それでね、このあいだ、漫画家の小泉アッコちゃんに、こんなことをいわれたわ。

「可愛いと、ハードボイルドがあわせ様に一緒になってる」って。

可愛いとハードボイルドって、相反するみたいじゃない？　でも、それはみんな持っているし、どっちか一方ってことはありえない。

女の人は、可愛いとハードボイルドと、両方持っていれば怖くないじゃない？　ひとり二役。

健康法でいえば、ハードボイルドはカウンセラーなの。いろいろ忠告してくれるのよ。

午後は用事で歩きます

一日の午後は、郵便局や銀行での用事や買い物に、外へ出かけることが多いです。

原稿を出版社に郵送したりお金の管理をしたり、みんな自分ひとりでやっています。途中、喫茶店や図書館によるのがわたしの気分転換になっていますよね。

そして5時を過ぎるといつものように毎日お酒を飲みはじめます。

日本酒、ビール、ワイン、ウイスキーまで、わたしはなんでも飲みますよ。

つまみはじゃことか煮干し、ナッツなどの乾きものが多いですね。

本当は休肝日があるといいのでしょうけれど、量には気をつけながら毎日飲んでいます。

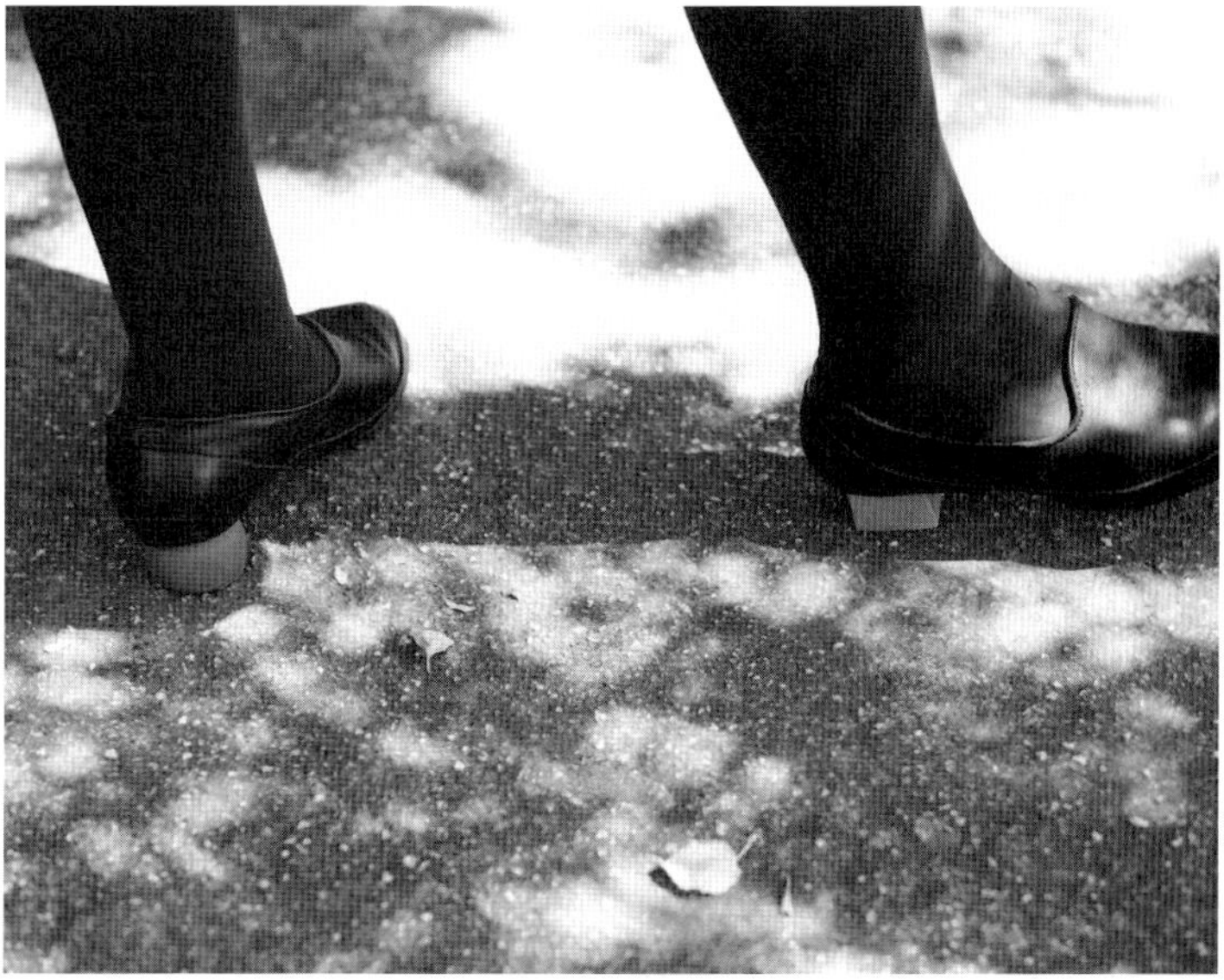

とにかくわたしは歩くんですよ。

車に乗らないでとにかく歩きます

歩くことって、昔から勧められていますよね。

詩人でも哲学者でも、みんな歩きながら考えていたみたい。

年に関係なく、二本足で歩けば、エネルギーとアイデアを与えてくれる。じっとして考えてたら、アイデアなんか浮かばない。

物語のなかでも、探偵なんかが歩きなが

ら推理しますよね。

二本の足で、たがいちがいに歩くのは、脳にいいらしいんですね。

よく会社の社長さんなんかが、運転手付きの車に乗っているでしょ。あれは体によくないと思うの。

車の後ろでふんぞり返ったり、ふかふかのソファーにふんぞりかえったり、かっこう悪いし健康にもよくない。

大企業の社長さんが歩いて会社に行ったら、かっこいいと思います。

車のなかで威張ってたりするのは残念ですね。

車での移動とか、運転手さんがドアを開けてお辞儀をするとか、そういう世界はなんだかかっこ悪いですよね。

部屋のなかを歩くのもいいけれど、外を歩いたほうがもっといいと思います。

公園のなかだと、ジャスミンとかいろんな香りがして、アロマセラピーになったりする。

小鳥がピッピピッと鳴いたり、1歩目から情報が入るし、五感が刺激されるから、外のお散歩は馬鹿にならない。お金もかからないしね。有酸素運動が必要だからといって、エアロビクスとかそういうことをやらなくてもいいいんですよ。

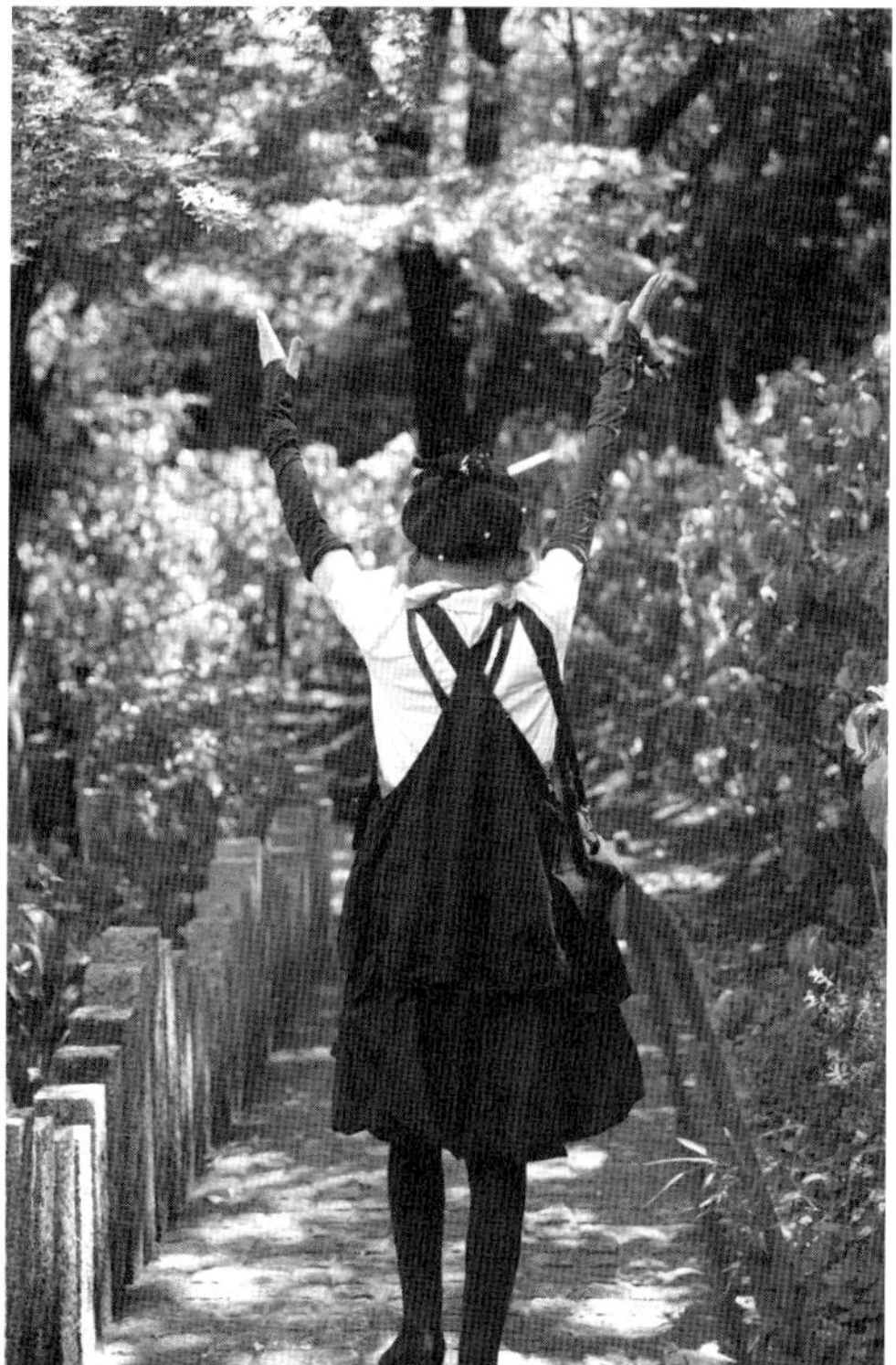

のびをするととても気持ちいいのね。これも健康暮らしの秘訣です。

もっと電車に乗りましょう

このあいだ、本の出版の関係で、本屋さんにあいさつめぐりに電車に乗って挨拶にうかがうっていうことがありました。

そうしたらある女性が、「え、電車で行ったんですか？　それはおかしいです。出版社のほうで車で送り迎えすべきです」っていったのよ。

それで、「電車で行って、すごく楽しかったです」っていったんだけど、「車で送り迎えをするんですよ、普通は」っていわれちゃって。

作家の先生は車で送り迎えしているみたいなんですね。

そのときに、「なるほど、そういう勘ちがいがあるんだな」って思いました。

なるべくだったら、電車に乗って、歩いて移動して、駅の階段を上ったり下りたりして。
いろいろな人を観察したりすごく楽しい。
それって、ジムに行くようなものでしょ。
体にもいいのよ。

自分が自分の召使いになります

うちに閉じこもって、ソファーに座って、テレビを観たりラジオを聴いたりするのは、見た目は優雅よね。

でも、やっぱり1歩でも外に出て歩く。

ふかふかのソファーとかも、あまり腰によくないんですよね。硬い椅子がいいの。

楽あれば苦ありじゃないけど、楽をすると何か体にくるみたいね。

召使いとかにお世話にならずに、自分自身が、お姫様と召使いの両方をやる。

それが一番健康的だと思います。

だから、シンデレラがすごくハッピーになったときと、もとの召使いだったときの両方が必要よ。

両方あれば無敵。

どっちかじゃだめなのね。

とにかく、歩くことはいいのよ。

お部屋のなかが狭くて歩けない人は、1歩でも外に出て歩けばいいの。

みんな探偵とか博士になれますよね。

坪内逍遥っているじゃない？

中学のときの国語の先生が、こんなことをおっしゃっていたわ。

「坪内逍遥について述べよ」っていうテストがあったとき、ある生徒が、「狭い庭を散歩する」って答えたんだって。

笑えるでしょ。

ちょこまか歩きます

わたしって、1日にどれくらい歩いているのかわからないし、どれだけ歩くかなんてことも決めていないの。

宇野千代先生とか、1日に1万歩って決めて、お部屋のなかでも、きちんと歩いていらしたらしいのね。わたしは、そういうストイックな努力はしていないんです。

だけど、知らないあいだにいっぱい歩いています。家からコンビニに、卵とかなにかを買いに行って帰る。郵便局に行って速達を出して帰る。ちょこまかと家の近所を歩いています。

まあ、机にくっついてる仕事だから、気がつかないとじっとしていて、足腰によくないわね。

でも、それはもう長年の習慣になっていて……。

それでも、あまり続けて集中しないで、途中ですぐに立ちあがって、お茶を淹れたり、玄関に宅配便が来たりで、家のなかをちょこまか動いています。

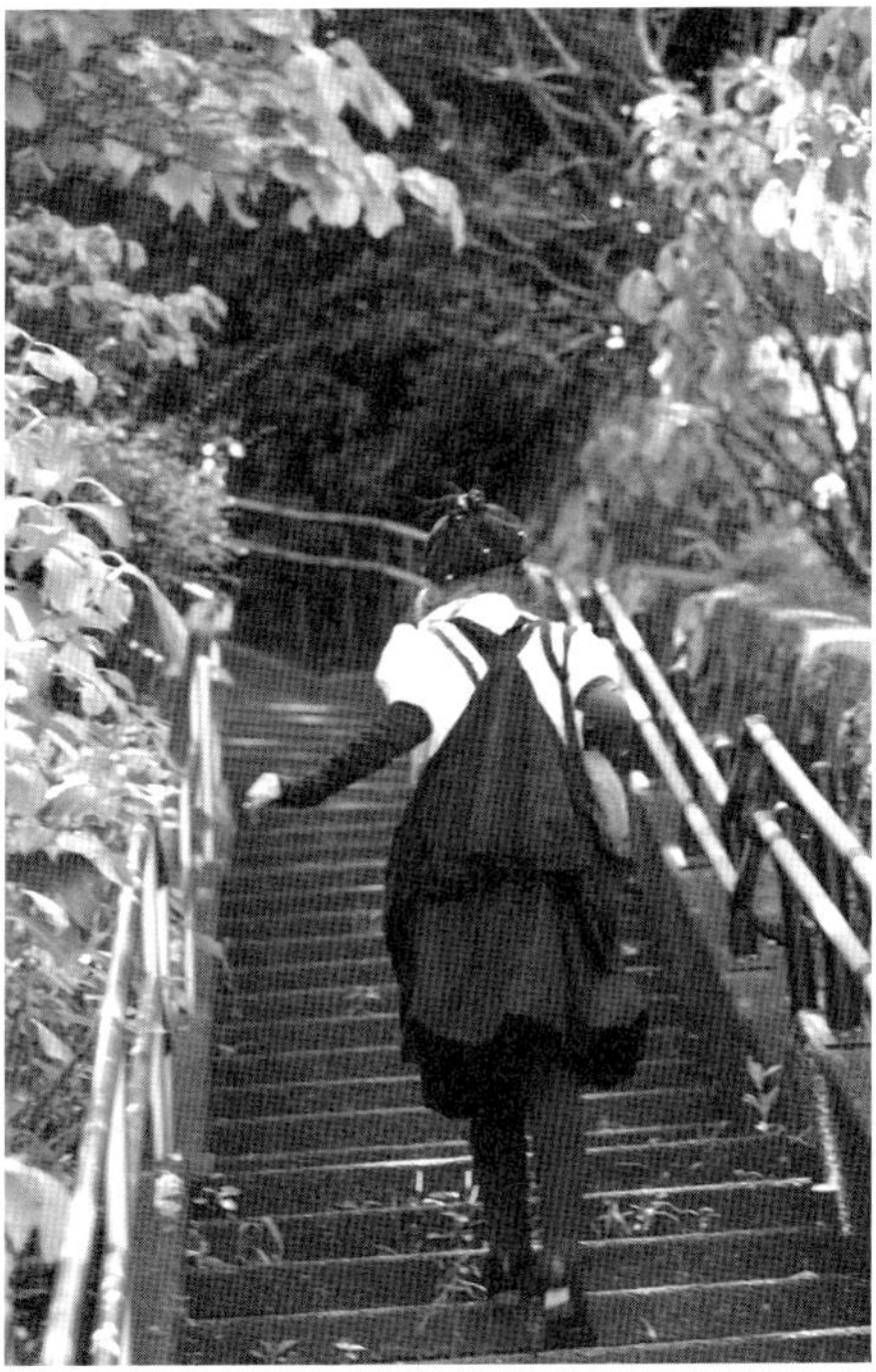

ながいながい石段をどんどん歩いていきますよ。

どうなんでしょうね、トータルすると何歩くらい歩いているのかなあ。

アパートの近所の方は、わたしがいつも忙しそうに歩いている、っていうイメージがあるみたいですね。「だからお元気なのよね」って。

ふだんはそんなに意識してないんですけれど、昔のことを思い出すと、わたしの足が丈夫なのは、子どものときに弟をおんぶしていて、それで鍛えられていたのかなと思うの。

8歳のときに下の弟が生まれて、当然のようにおんぶ。

昔は、子どもが生まれたら、お姉ちゃんがおんぶするのはザラだったんです。

今はおんぶなんてしないですね。見たことない。

だから、子どものときに甘やかさないで、力仕事をさせるといいかなと思います。

段差も気にならない、階段を歩きます

今はどの駅にもエスカレーターがあるでしょ。だから、ついうれしくなって乗っちゃいます（笑）。

でも、手荷物が少ないときは、手すりにつかまりながら、なるべく階段を上ったり下りたりたりするの。

そうしたら、すごく運動したっていう気持ちになれる。

個展が終わったりすると、荷物を全部引き上げてくるから、うちのなかは、歩くところがなくなるんです。

まっすぐに歩けないんですよ。

だけど、ダンボールをまたいだりして、これが体にいいストレッチって思うことにしてるの。

わたし、いつも「暗示暗示」っていってるでしょ。

自分を暗示にかけるって。でこぼこしていて、不便でもあるんだけど、いつも自分で、「これが体にいいから」ってだましてるんですよ。

「まるっきりアスリートみたい」っていってね。

「不便なことは体にいい。筋肉が伸びるし、よかったねー」ってだましてるのね。

とくに段差も気にならないわ。平らだったらいい、ってことは思わない。「お、いい運動だ」って思うのよ。

電車に乗るの大好きです

わたし、電車にはよく乗るんです。

電車とかバスとか、とにかく移動するのがうれしいですね。自宅に引きこもってる仕事なので。

絵は、自分の部屋でないと描けないでしょ。だから、電車に乗ったらうれしいんです。

このあいだ、こんなことがあったの。

電車のなかで、外人のおばあさんがわたしの髪を見て、ああ白髪だって思ったらしくて、席を譲ってくれたの。もう１００歳くらいのおばあさんなのよ。

とても恐縮しちゃって。でもうれしかったから座ったんですよね。

それで、チラッと見たら、その人がニコニコしてわたしのことを見てるの。お友だちだと思ったみたいね。老齢のお友だち。ちょっとびっくりしちゃった。

ふだんは、わたしも人に譲るっていうか気を遣いますよね。譲りたいときもありますけれど、その人にもプライドがあるだろうから、目を瞑って譲らないの。

わたし自身は、シルバーシートには平気で座ります。

乗り物に乗って、立って外を見るのも好きですけれど、座れるとすごく得した気分になっちゃう。

日本の電車ってきれいでしょ?

シートも本当に素敵なビロードで、うれしくなっちゃう。空いてたらすごくうれしい。

混んでいたら、いろいろな人の顔を見て、それはそれで退屈しないわ。この人はどういう人なんだろう、とかね。人物ウォッチングよ。

もう頭と心にいろいろな情報とヒントがあらわれてたいくつしているヒマがありません。

挨拶がわりに歌います

わたし、歌はうまくないけど好き。

好きっていうか、５人のコーラス、ボロンテールシスターズに誘っていただいてね。

シスターズっていうグループじゃなくても、ひとりでも、そのときに憶えた歌詞がいろいろなところに貼ってあって、挨拶がわりに歌っています。

「好きな歌手はだれ？」って聞かれたりするんだけれど、とくにパッとは浮かばないんです。

うちのＣＤプレイヤー、すごく具合が悪くて、響きが悪いんだけれど、今こってるのは19世紀のクラシックのレコードをＣＤにしたもの。

ちょっと「シーシー、ザーザー」って音が入るの。
それでショパンやモーツァルトをかけておくと、すごく落ち着くのね。
部屋がゴミ屋敷なのに、たちまち、エレガントな空間に早がわり。
イヤホンで聞きながら出かけると、「今ショパンを着て歩いている」ってうっとり。
ああ音楽ってすごいなと思いました。

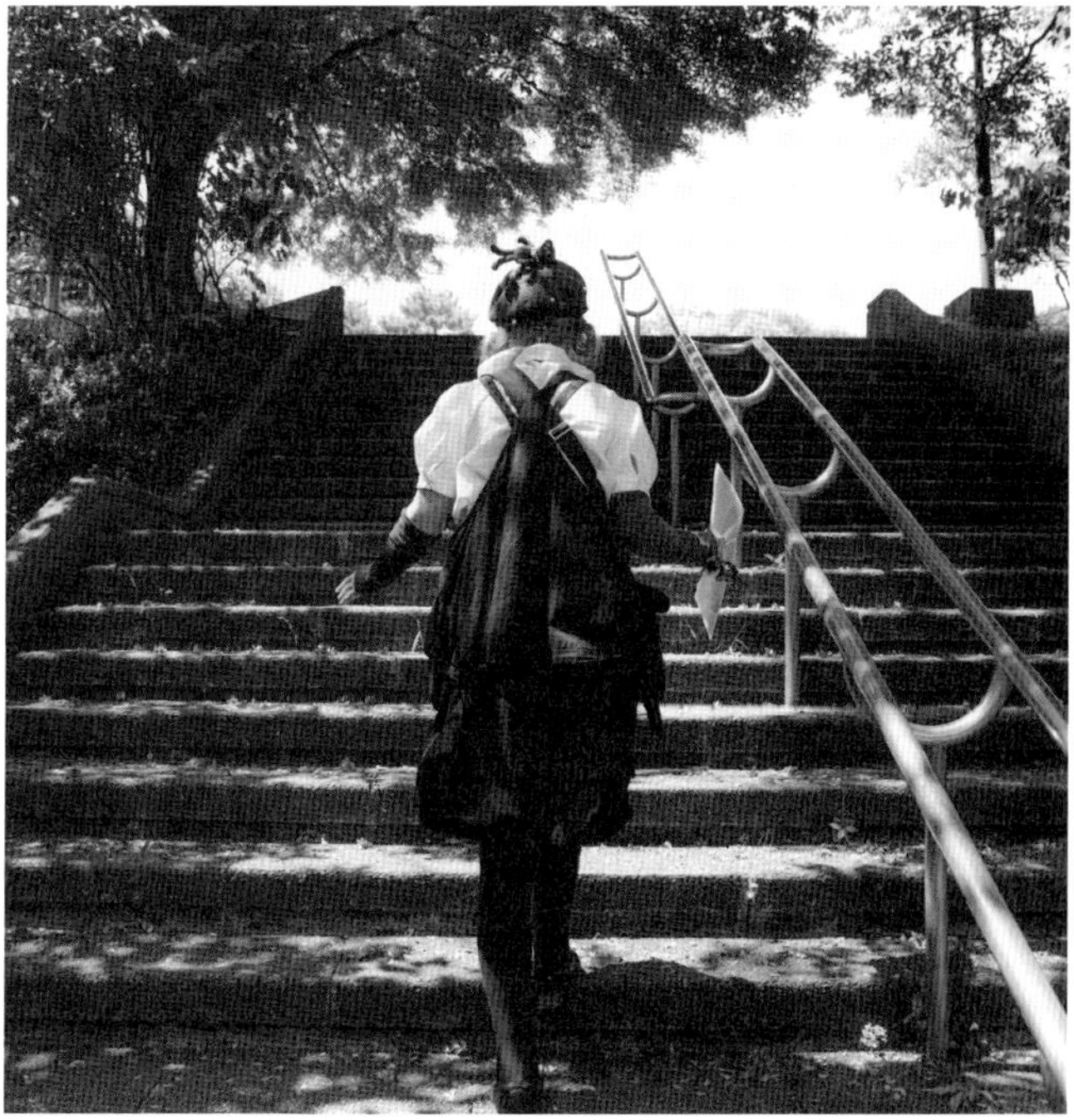

どんどん石段をあがります。
気持ちいいんですよ。

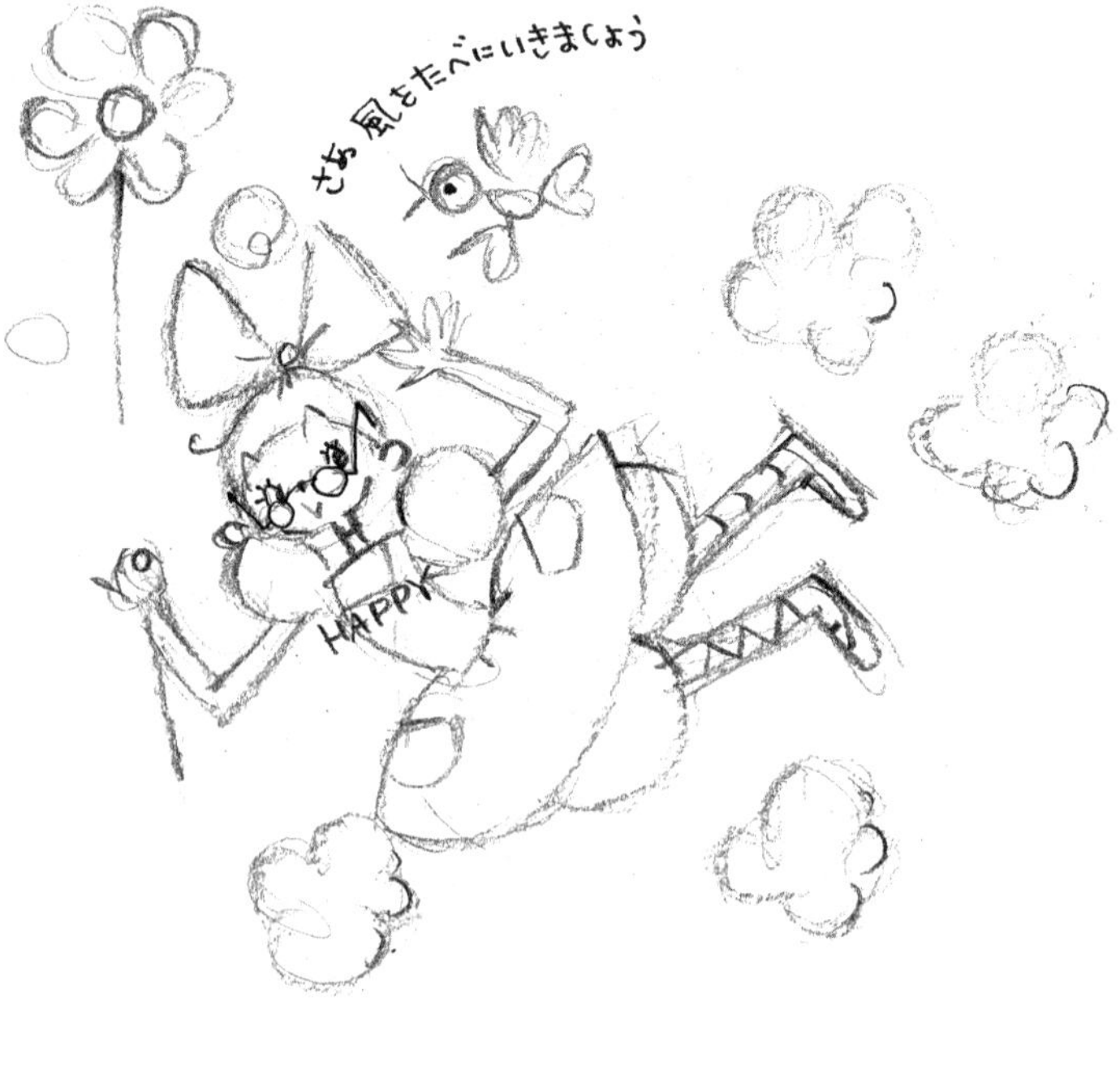
さあ 風をたべにいきましょう
HAPPY

5

イキイキ健康暮らし

〈あとがき〉

シンデレラは、まま母やお姉さんに
こき使われて、ありとあらゆる雑用を
させられて大忙がしでした。
やがて、魔法使いのおばあさんのおかげで
すてきな王子様と、ハッピーエンド♡
シンデレラは、召使いと、お姫さまの…

両方、二刀流で生きていかれると、
素晴らしいと思います。

健康上、この"雑用"くらい、素晴らしいものは
ありません。

雑用の中には、脳トレと筋トレが
たっぷり入っているのです。
ひとにやらせては勿体ないのです。
よろしく。

……

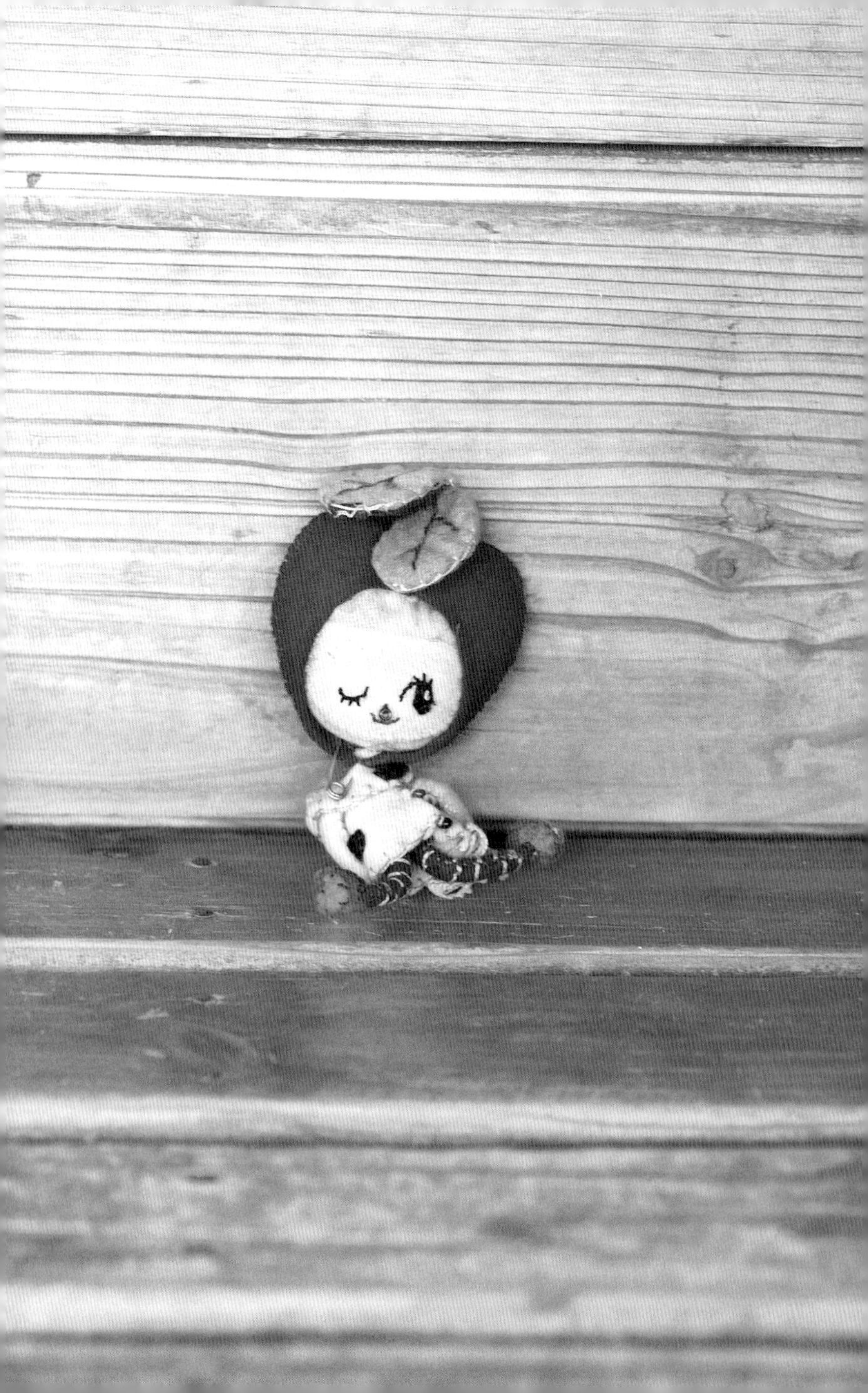

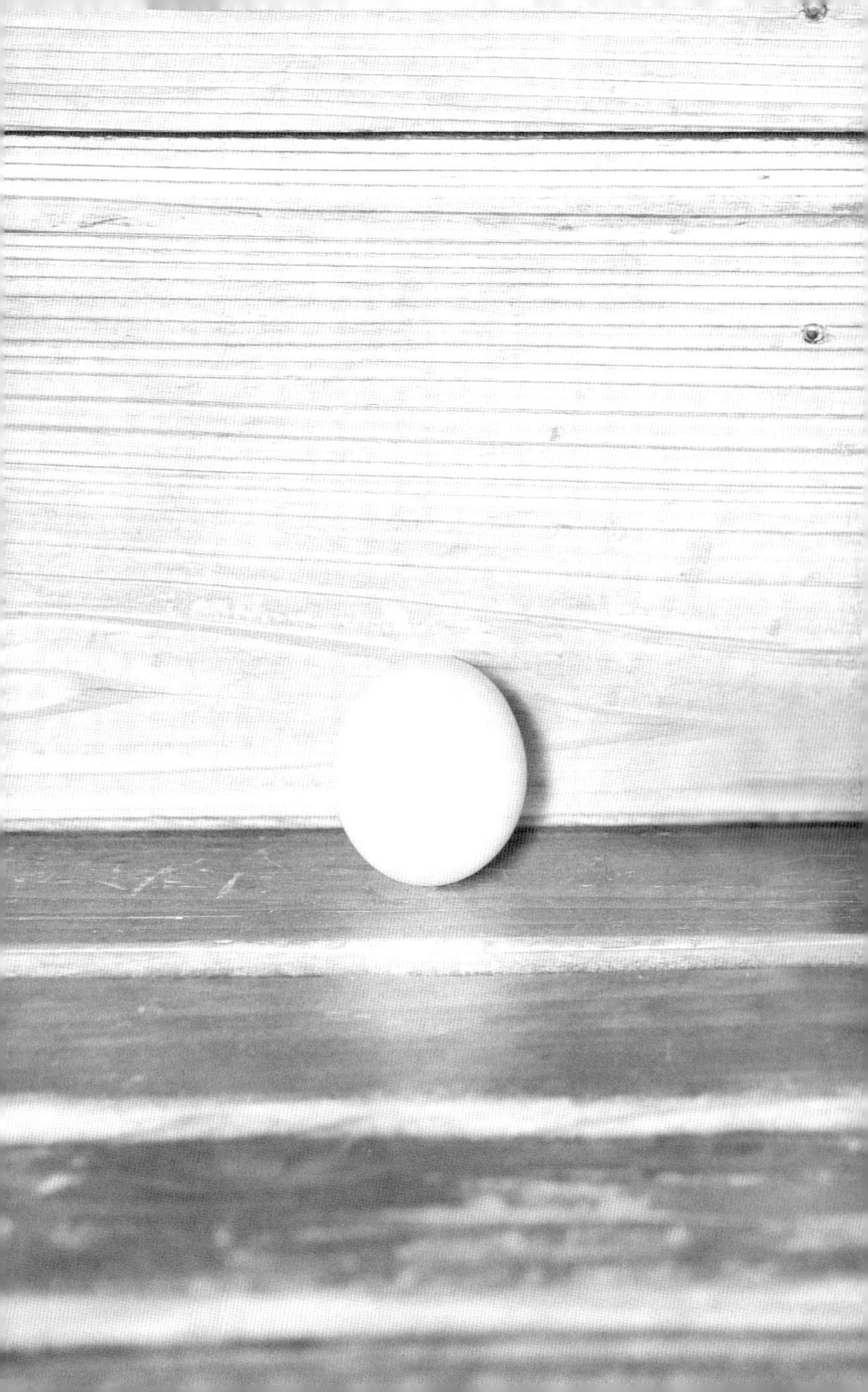

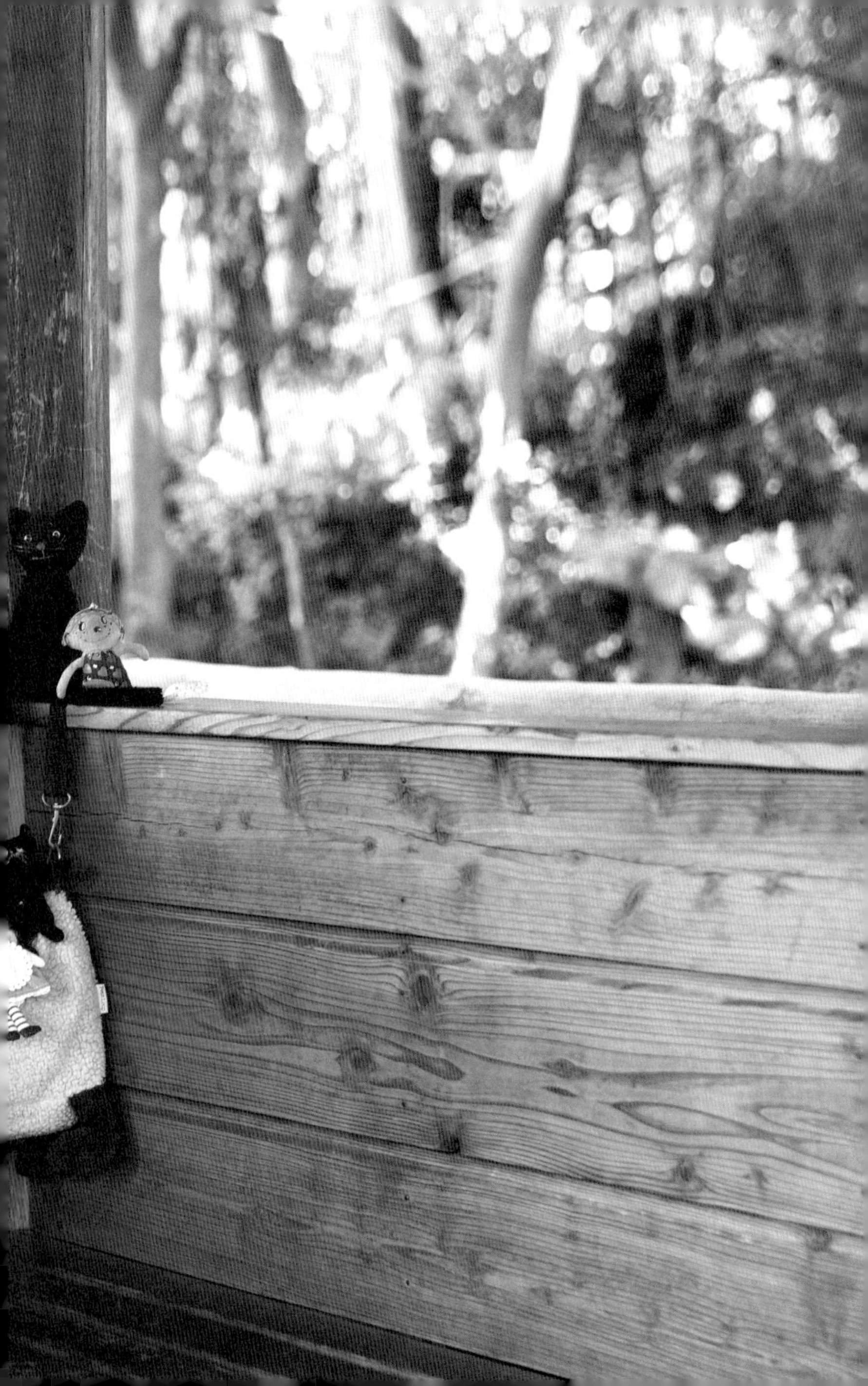

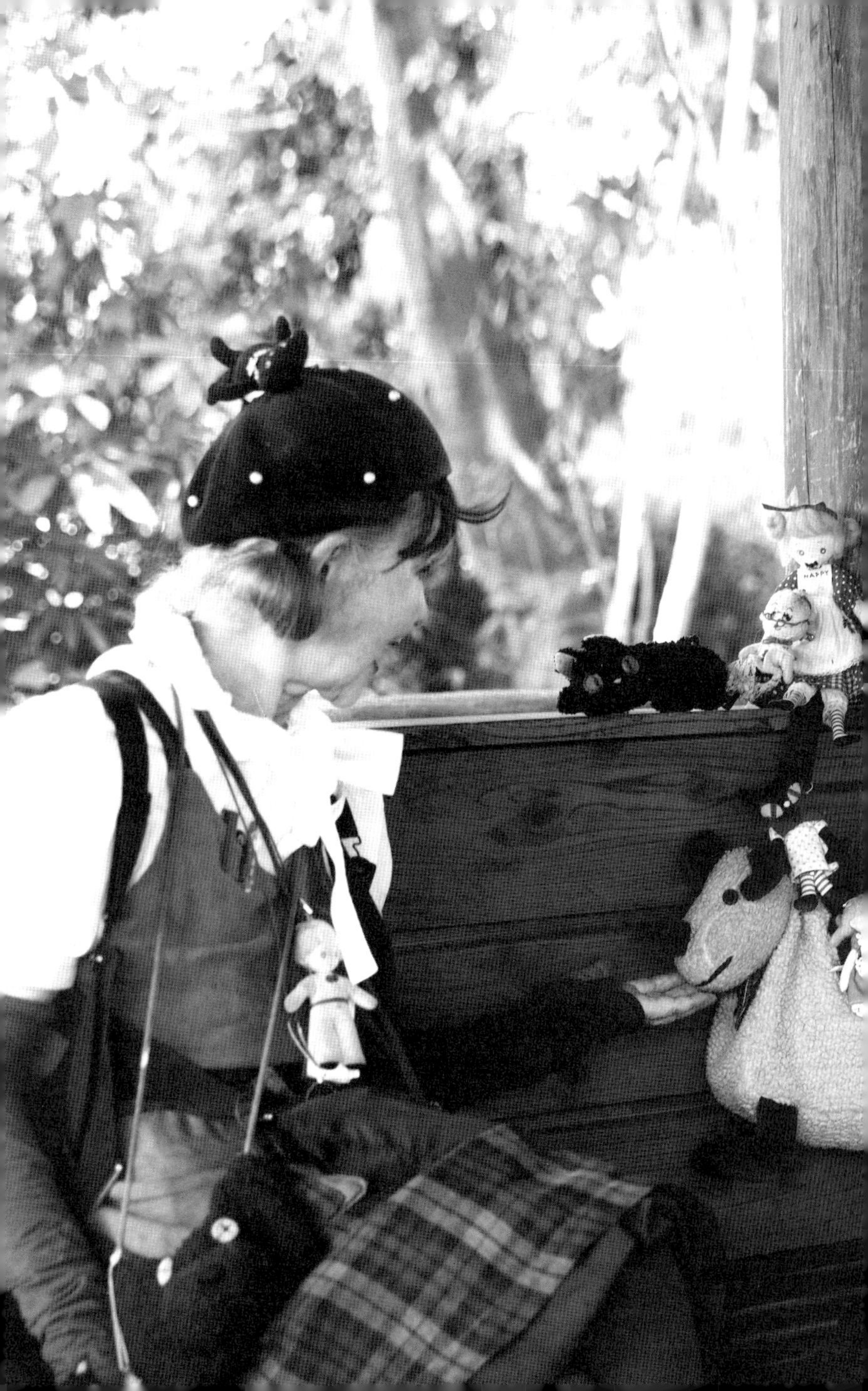
HAPPY

86歳《さい》の健康《けんこう》暮《ぐ》らし

だれにも言《い》っていないひみつの健康法《けんこうほう》

2023年11月15日　初版第1刷発行

著者
田村《たむら》セツコ

発行者
笹田大治

発行所
株式会社興陽館
〒113-0024 東京都文京区西片1-17-8 KSビル
TEL 03-5840-7820 FAX 03-5840-7954
URL https://www.koyokan.co.jp

ブックデザイン
鈴木成一デザイン室

写真
大橋愛（eye写真事務所）

編集協力
新名哲明

校正
結城靖博

編集補助
飯島和歌子+伊藤桂

編集人
本田道生

印刷
惠友印刷株式会社

DTP
有限会社天龍社

製本
ナショナル製本協同組合

ISBN978-4-87723-319-8 C0095